Michael Munzel

In besseren Kreisen

Impressum

Michael Munzel:
In besseren Kreisen – Über Herzkreisläufe, Teufelskreise
und die bindungsenergetische Psychotherapie

Verlag:
Doris Maria Schweigstill Verlag,
An der Gete 75/77, 28211 Bremen
Tel.: 0421-46 888 34, Fax: 0421-244 63 94
Internet: www.schweigstill-verlag.de
E-Mail: info@schweigstill-verlag.de

ISBN 978-3-941487-00-0

Satz, Grafik und Layout: Ulrich Deppe, Syke
Fotos: Kerstin Rolfes, Markus Imorde/PHOTOCASE, istock
Druck: Bonifatius Druckerei, Paderborn
Umschlaggestaltung: Ulrich Deppe, Syke

Michael Munzel

Michael Munzel entwickelt die bindungsenergetische Psychotherapie seit Beginn der 90er Jahre in Theorie und Praxis. Neben seinem Studium am Psychologischen Institut in Berlin waren verschiedene Ausbildungen in Körperpsychotherapie, die moderne Gehirnforschung und die Bindungsforschung wichtige Einflüsse.

Er ist Psychologe, Therapeut, Supervisor und Ausbilder für Therapeuten in bindungsenergetischer Psychotherapie am Zentrum für Bindungsenergetik in Bremen. Michael Munzel lebt mit seiner Familie in Bremen.

Michael Munzel

In besseren Kreisen

Über Herzkreisläufe, Teufelskreise und die bindungsenergetische Psychotherapie

Doris Maria
Schweigstill **Verlag**

Inhalt

Inhaltsverzeichnis

Vorwort

Was ist bindungsenergetische Psychotherapie? Ich möchte dem an Psychotherapie interessierten Leser einen Überblick über den bindungsenergetischen Therapieansatz verschaffen. Statt in die Tiefe und die theoretischen Hintergründe einzusteigen, schildere ich die Dimensionen und den Verlauf der bindungsenergetischen Psychotherapie. Dem fachkundigen Leser werden viele Berührungspunkte zu anderen Therapieformen und Theorien begegnen. Davon zeugen bereits die Themen der bindungsenergetischen Therapie. Die wichtigsten Themen sind:

Bindung und Bindungsmuster
Das Herz und der Herzkreislauf
Die Gehirnnutzung und seine Potentiale
Die menschliche Intelligenz
Die Sexualität
Liebe und Identität
Handeln, Tätigkeit und Realitätsbeziehung

Jedes dieser umfassenden Themengebiete verdient eine eigene Betrachtung. Im Rahmen dieses Buches behandle ich die genannten Themen jedoch nur, insoweit sie für den Überblick über den Verlauf der bindungsenergetischen Psychotherapie notwendig sind. Folgende Fragen stehen im Mittelpunkt:

Was ist die bindungsenergetische Psychotherapie?
Wie sieht diese Therapie aus?
Welche Ergebnisse lässt sie erwarten?

Aus Gründen der Übersichtlichkeit habe ich nur wenige Beispiele und einige Hauptinterventionsformen vorgestellt. Die Reihenfolge ist willkürlich von mir gewählt. Die Beispiele dienen lediglich dazu, das Bild von den Bindungsdimensionen zu vervollständigen.

Der Herzkreislauf und die Teufelskreise

Nicht aus eigener Kraft schaffen

Die bindungsenergetische Psychotherapie hat zum Ziel, mit gemeinsamen Kräften zu schaffen, was einer allein nicht vermag. Kurz gefasst besteht das bindungsenergetische Vorgehen darin, den emotional gesunden Herzkreislauf zu stärken und Teufelskreise, welche emotionales Leid nach sich ziehen, außer Kraft zu setzen. Im Folgenden werde ich also beschreiben, welche Erfahrungen, Vorgehensweisen und Entdeckungen mich zu der These geführt haben, dass es das Herz-Kreislaufsystem ist, welches vereinte Kraft herzustellen vermag.

Bindungen sind feste Beziehungen.

Im Allgemeinen kommen die Menschen, die mich aufsuchen, im Erstgespräch ausführlich zu Wort. Es ist die Entscheidung meines Gegenübers, wie und worin ich einen inneren Einblick erhalte. Da Vertrauen das kostbarste Gut innerhalb einer Psychotherapie ist, gilt es, die Vertrauensbeziehung von Beginn an zu stärken. Mit dem Aufbau von Vertrauen wird ein emotionales Band geknüpft, dessen festeste Formen ich als menschliche Bindungen begreife. Der erste Akt des Vertrauens besteht darin, dass ich erfahre, an welchen Symptomen und Situationen mein Gegenüber sich stört. Gewöhnlich sitzen wir dafür „zusammen an einem Tisch“. Das erste therapeutische Anliegen besteht nun darin, zu verstehen, woraus jemand Kraft zieht bzw. was jemandem Kraft raubt. Im Laufe der Zeit habe ich dafür die begriffliche Unterscheidung von herzstärkend und herzschwächend getroffen. Wie der Leser oder die Leserin noch erfahren werden, bleibt diese Unterscheidung die Leitlinie für die gesamte Behandlung. Die Therapie verstehe ich als eine Wirkverbindung. Durch die therapeutische Wirkverbindung werden unterschiedliche Kräfte in meinem jeweiligen Gegenüber entfaltet. Für die Therapie sind Bindungen von großer Bedeutung. Bindungen geben Menschen Kraft. Im ungünstigen Fall können sie aber auch Kraft kosten.

Bindungen geben Kraft.

Folglich erkundige ich mich nach der Bindungssituation meines Gegenübers. Dabei zeigt sich ein vielfältiges Bild über die Situation in der Partnerschaft, vielleicht auch mit Kindern oder mit der Familie. Genauso können die Situation am Arbeitsplatz, in der eigenen Wohngegend, mit Freunden und Hobbys zum Gesprächsgegenstand werden. Durch die Unterscheidung von herzschwächenden und herzstärkenden Einflüssen erhalte ich ein erstes Verständnis von den Wirkzusammenhängen, die ich zu beeinflussen gedenke. Ich erfahre bereits einiges über die Wurzeln eines Menschen, wo die Ziele, Wünsche, Hoffnungen und Träume liegen, was die Interessen und Beziehungen anbelangt und wie jemand sozial eingebunden ist. Mit einem Wort: die Bindungssituation. Sie ist für mich wichtig, weil ich über die Bindungssituation bereits an wichtige Bindungsthemen wie etwa Erfahrungen in Sexualität, Tätigkeiten, Lernen und Lieben anknüpfen kann. Aus den Bindungsthemen heraus ergibt sich für mich auch, dass die menschliche Psyche ein den ganzen Körper umspannendes Netz ist, wodurch der Einbezug des Körpers unumgänglich wird (wie ich später noch ausführen werde).

Es ist die Universalität des Bindungsansatzes, die mich fasziniert. Ist Bindung doch der Prozess, wie ein Mensch ins Leben hineingeführt wird und sich dort einen passenden Platz, gesicherte Ernährung, das nötige Wissen und die dazugehörigen Fähigkeiten erwirbt. Tief in der Biologie verankert beschreibt der Bindungsprozess, wie Menschen ihr Überleben sichern. In-Bindung-Sein heißt, ein Teil von etwas Größerem sein. Menschen, so lehrt es die Bindungsforschung, können nicht ohne Bindung leben. Sie gehören einer Familie, einer Nation, einer Kultur, Religion o.ä. an. Ich begreife Bindungen als ein Netz von Dauerbeziehungen. Jeder Mensch hat eine Mutterbindung, eine Vaterbindung, eine Sprachbindung, eine Bindung zum Körper, zum Essen, zur Arbeit, zur Sexualität usw. Verbundenheit ist das charakteristische, emotionale Merkmal dieser Bindungen.

Der Ursprung aller Bindung ist die Mutter-Kind-Bindung. Das emotionale Band zwischen Mutter und Kind ist eine biopsychologische Notwendigkeit, um das Überleben zu sichern. Menschen nutzen den „emotionalen Draht" auch, um in die Lebensweisen und -formen der Bindungspersonen hineinzuwachsen. Bindung ist der biopsychologische Prozess, durch den hindurch Menschen sich das Leben aneignen und zu einem eigenen Leben formen. Deshalb ist die Sicherung von Bindung überlebensnotwendig!

Die Bedeutung für die Psychotherapie sehe ich darin, dass die psychischen und somatischen Symptome als Hinweisschilder dienen, um aufzuzeigen, dass es Mängel im Bindungsgeschehen gibt, die entsprechend das Überleben in Gefahr bringen. Folglich sehe ich es als meine psychotherapeutische Aufgabe an, mir eine erste Kenntnis darüber zu verschaffen, auf welche Dimension des Bindungsgeschehens mich die Symptome hinweisen. Im Gespräch mit dem Gegenüber erfahre ich beispielsweise, ob es im Wesentlichen Schwierigkeiten in der Liebe, in der Arbeit oder in den Beziehungen gibt. Vielleicht krankt das emotionale Leben meines Gegenübers auch in anderen Bereichen. Die sexuelle Potenz, das Durchsetzungsvermögen oder die Ernährung können betroffen sein. Durch die Bedeutung, die Bindung für das Überleben hat, sind Bindungserfahrungen, die eben die Bindung bedrohen, immer einschneidend und prägend. Löst sich diese Bedrohung nicht, bleiben Menschen an die Sicherung der Bindung gebunden.

Die bindungsenergetische Psychotherapie behandelt die Auswirkungen prägender Erfahrungen.

Mein Hauptaugenmerk liegt folglich darauf, im Therapieverlauf zu erfahren, wo und wie mein Gegenüber emotional gebunden ist.

Einen wichtigen Fingerzeig liefert mir die Natur durch die bestehenden Symptome. Ich versuche sie als Hinweisschilder auf die Gebundenheit zu „lesen“. Um an die Loslösung und Auflösung von Gebundenheiten herangehen zu können, bauen mein Gegenüber und ich im ersten Schritt eine Verbindung auf, die neue Kräfte schöpfen lässt.

Die Herzkraft stärken

Da zu Beginn einer Psychotherapie die Notwendigkeit besteht, jemanden aufzubauen und neue Kräfte sammeln zu lassen, brauchte ich einen Zugang zur gesunden Kraftquelle des Menschen. Ich wähle als Zugang zu den menschlichen Ressourcen das Herz mit seiner offensichtlichsten Wirkkraft, **dem Herzpuls**.

Mir sind verschiedenste Theorien zur Funktion des Herzens bekannt. Sie reichen von der Außenseitertheorie Wilhelm Reichs, der in der Pulsation eine zentrale Funktion des Lebens sieht, über die chinesische Akupunktur, die zu ihrer Diagnostik von Kranken verschiedene Pulse des Herzens unterscheidet, sowie das elektromagnetische Verständnis der Herzheilungskraft von Paul Pearsall, bis hin zu der schulmedizinischen Sicht, das Herz als eine wahrhaft erstaunliche Pumpe anzusehen. Auch wenn die Ansichten und Bilder vom Herzen außerordentlich uneinheitlich sind, bleiben für mich zwei Punkte unstrittig:

- Das Herz verfügt über eine einzigartige Leistungskraft und
- das Herz ist an der Aufrechterhaltung von Gesundheit beteiligt.

Für die psychotherapeutische Behandlung vollziehe ich einen Schritt mit weitreichenden Konsequenzen. Auf der Grundlage des gebildeten Vertrauens lege ich meine Hand auf das Herz meines Gegenübers. Mein Gegenüber und ich richten unser Augenmerk auf das Herz und den Puls. Rein körperlich können wir einen mehr oder weniger kräftigen und aufgeregten Herzpuls wahrnehmen. Der Herzpuls ist für mich in einer anderen

Hinsicht wichtig. Meine Aufgabe ist es, über das Einstimmen auf den wellenförmigen Herzpuls meines jeweiligen Gegenübers auf „eine emotionale Wellenlänge“ zu gelangen. Es entsteht ein „Draht“ zwischen mir und meinem Gegenüber.

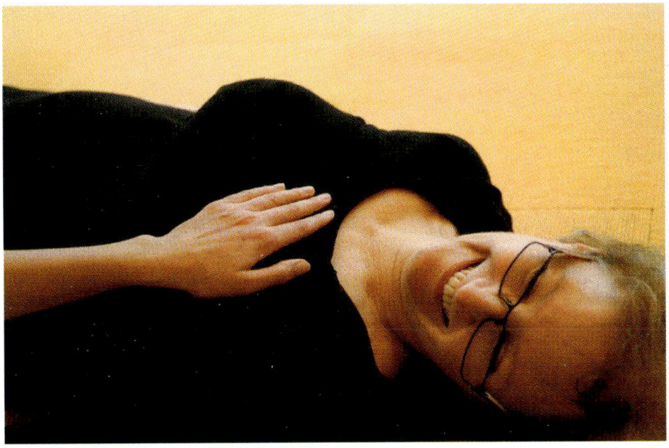

Dieser therapeutische Draht, das emotionale Band, ist die Voraussetzung, um überhaupt einen Einfluss auf die Welt meines Gegenübers zu haben. Dieser Draht bleibt während der gesamten Behandlung in meinem Fokus, denn ohne diese Verbindung kann meines Erachtens keine Wirkverbindung entstehen.

Zu meiner Überraschung betrat ich bei Behandlungen in der Vergangenheit über den Zugang der Herzstärkung eine Wirkwelt der großen Gefühle. Ich traf im Herzen der Menschen Hoffnung, die oft bereits zur Neige ging oder einen Glauben, der erschüttert oder bereits verloren schien. Ich begegnete einer Verbundenheit, die mein Gegenüber und ich in dieser Form und Bewusstheit noch nicht erlebt hatten. In der Welt des Herzens konnte selbiges hüpfen

Das Herz ist der Zugang zu den großen Gefühlen.

vor Freude, Mut fassen oder Humor entwickeln. Im Herzen entstand beispielsweise Harmonie, Geben, Zuwendung und Stolz. Die Vielgestaltigkeit und der Reichtum in der Herzwelt sind atemberaubend. Als Psychotherapeut stelle ich mit Erleichterung fest, dass ich hier einen Ansatz gefunden habe,

- der einen Zugang zur Person selbst mit ihren elementaren Gefühlen bietet und
- dessen Wirkung darin besteht, dem Gegenüber neue Kräfte zu verleihen und eine enge Verbundenheit, die ich Herzverbindung nenne, zu erzeugen.

Für mich entstand – über die bekannten Bilder von der Funktionsweise des menschlichen Herzens hinaus – ein weiteres Bild vom Herzen. Ich erkannte das Herz als zentrales Organ des Bindungsprozesses. Wo Bindung ist, entsteht „Herz" und wo „Herz" entsteht, entsteht Bindung. Diese Erkenntnis beeinflusste meine Behandlungsweise insofern, dass ich die aufbauende Kraft des Herzens in den Mittelpunkt meiner therapeutischen Tätigkeit rückte. Ich wurde zum Anwalt des Herzens meines Gegenübers, so dass ich, in Verbindung mit den entstehenden Herzemotionen, bedeutende Themen aus der Perspektive des sich aufbauenden Prozesses betrachten konnte. So war es oft ein Einfaches zu unterscheiden, welche Verhaltensweise, welche Denk-, Wahrnehmungs- und Handlungsweisen den aufbauenden Herzprozess stärkten oder schwächten. In jedem Fall wurde die Vermehrung der Herzkraft und damit das Sich-Bilden von Herz meine zentrale Absicht.

Wo Bindung ist, ist „Herz" und wo „Herz" ist entsteht Bindung!

Einige Wirkungen der Herzbehandlung auf das emotionale Band

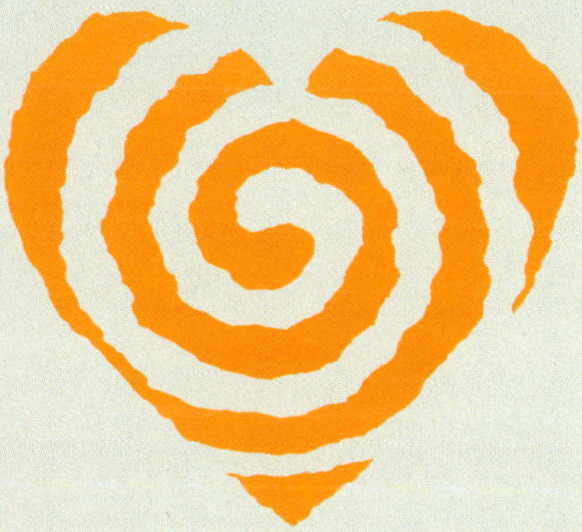

So schön es war, auf die nicht nur körperliche, sondern auch psychische Quelle des Wohlbefindens gestoßen zu sein, traf ich auch mannigfaltige emotionale Erscheinungen, die diese Quelle zum Versiegen bringen können, sei es etwa Freudlosigkeit, Scham, Hass, Mutlosigkeit, Ungeduld oder vieles mehr. Allen gemeinsam war die Eigenschaft, das Herz zu schwächen. Diese emotionalen Erfahrungen zehren an der Herzkraft. Für das Verständnis von Bindung lernte ich eingefahrene, kontrahierte emotionale Erfahrungen zu unterscheiden von der schöpferischen Quelle des Herzens, aus der Entschlusskraft, Mut, Hingabe usw. sprudeln.

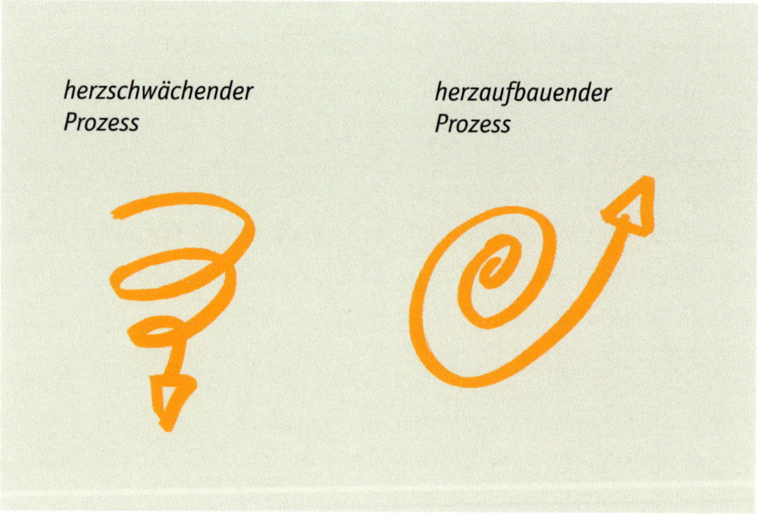

Somit war es in der Folge möglich, einzelne Herzfunktionen zu stärken, je nachdem, welche Herzfunktionsstärkung für den Aufbau der Kräfte von Nutzen war.

Ein Beispiel

Ich kann die Harmoniefunktion des Herzens stärken und erfahre dann die Harmonieerfahrungen meines Gegenübers, die von der Bindung zur Musik bis hin zu schweren Streitigkeiten reichen könnten. Möglicherweise ist die Harmoniebindung zur Musik eine stete Quelle von Ruhe und setzt die enge kindliche Bindung zu einem Großvater fort. Vielleicht setzen sich hier aber auch Pubertätsauseinandersetzungen in der Weise fort, dass die Fähigkeit, als erwachsener Mensch für Harmonie zu sorgen, nicht ausreichend entwickelt wurde. Entweder weil es zu wenig Harmonie gab oder weil sie als „unter den Teppich kehren" erlebt wurde. Ausgehend vom Herzen achte ich außerdem darauf, dass sowohl der Sprachinformationsfluss während der Therapiesitzung nicht abreißt, als auch darauf, dass die emotionalen Wirkungen deutlich wahrnehmbar sind.

Um einen sicheren Spracherfahrungsraum zu gewährleisten, wähle ich eine Behandlungsform, in der jederzeit auch bei tiefen emotionalen Erfahrungen klar gesprochen werden kann. Viele Techniken, die auf menschliche Emotionen zielen, bei denen diese erst im Nachhinein verarbeitet werden können, fallen dadurch weg. Der sprachliche Informationsfluss, der dem Wesen menschlicher Bindung entspricht, wird zum Instrument der Behandlung. Ist Bindung vorhanden, d.h. gibt es dauerhafte Beziehungen, die tragen, fest sind und halten können, dann lassen sich auf diesem Grund und Boden vielfache Beziehungsnetze aufbauen.

Was heißt dies nun für mein Beispiel, in dem durch die Bindung zum Großvater die Liebe zur Musik entdeckt wurde? Der Ablauf lässt sich wie folgt veranschaulichen: Die Bindung zum Großvater lebt fort in der Musikverbindung, und diese wiederum erlaubt vielfache Beziehungen zu verschiedensten Musikarten. Sie verankert diesen Menschen in der Welt der Musik. In dieser Welt verankert ist es dann lebenslang möglich, vielfache Beziehungen zu anderen Menschen aufzubauen, die auch eine Bindung zu Musik haben. Der daraus folgende Beziehungsreichtum stabilisiert wieder die Bindung. Bindung ist also die sich lebenslang durchziehende Grundlage von Beziehungen. Gibt es keine Bindung zur Musik, dann bleibt die musikalische Welt mit ihrem Beziehungsgefüge verschlossen, bis eine neue Beziehung kommen mag, welche zarte Bande zur Musik aufbaut, die sich eines Tages ebenfalls zu einer stabilen Bindung entwickeln mögen. Zusammenfassend lässt sich sagen, dass sich aus der Herzverbindung zur Musik reichlich Beziehungsnetze knüpfen lassen.

Bindung ist die Quelle von Beziehung.

Herzbindung, z.B. zur Musik, ist die Quelle von Beziehungsreichtum.

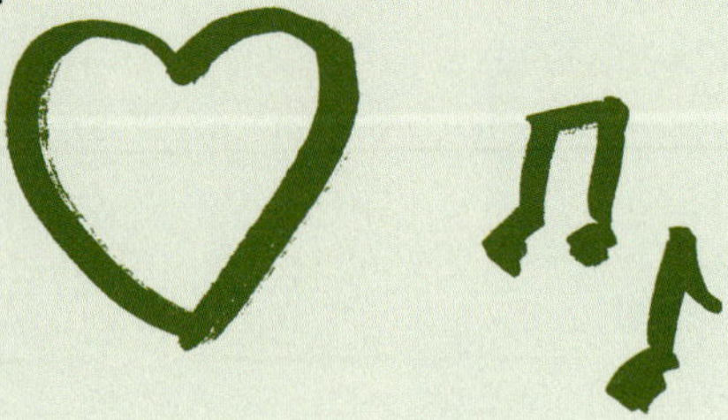

Möchten mein Gegenüber und ich die Bindung zur Musik als Quelle von Wohlgefühl erhalten, dann reicht es, meinem Gegenüber die Bedeutung der Musik bewusst zu machen. Möchten wir diese Quelle erschließen, dann gilt es (z.B. über die veränderte Erfahrung der Harmonie) eine **Herzverbindung zur Musik** aufzubauen. Dadurch gewinnt mein Gegenüber eine „neue Erfahrungswelt“ hinzu. Droht sich dagegen durch bestimmte Umstände die Bindung zur Musik zu verlieren, beispielsweise scheint wegen „zu viel Stress“ keine Zeit für Musik vorhanden zu sein, dann steht nicht nur diese Quelle von Glück in Frage. Der Verlust einer Bindung ist größer. An ihr hängt auch die Geborgenheit, welche der Großvater innerlich repräsentierte. Die Musikbindung ist die aktuelle Lebensform der Großvaterbindung. Die Bedrohung der Geborgenheit wiederum kann vom bindungsschützenden Sicherungssystem nicht hingenommen werden. Eine Abwehr wird aufgebaut. Und es werden Strategien bzw. Muster, die Geborgenheit sichern helfen, aktiviert.

Für meinen Behandlungsansatz ist der Dreh- und Angelpunkt die heute wirkende, aktuelle Form der „Großvater-Bindung“. So erhalten Dinge wie etwa die Musik einen völlig anderen Stellenwert. Was aber, wenn die Geschichte mit dem Großvater nicht so positiv verlaufen ist? Möglicherweise trägt die Musikbindung nicht die Erfahrung von Geborgenheit in sich. Stattdessen ist sie mit schlechten Erfahrungen verknüpft. Sind diese Erfahrungen bis heute relevant, dann stellt sich mir die Frage, wie mein Gegenüber und ich diese gebundenen Erfahrungen erschließen können. Ich versuche nicht, den „Großvater“ durch Erinnerung, Visualisierung, Verhaltensänderung oder Mobilisierung vergangener Gefühle in Erinnerung zu rufen. Stattdessen ist es die

Gebundenheit an die Musik, welche die Erfahrung mit dem Großvater in sich trägt. Entsprechend ist es die Musikverbindung auf die ich, wenn erwünscht oder für nötig befunden, Einfluss nehmen kann.

Die Herzbehandlung könnte dann beispielsweise so aussehen: Ich verstärke die Harmoniefunktion des Herzens. Aus der Harmonieverstärkung entsteht dann ein neues Harmonieerleben. Über ein verändertes Harmonieerleben wird ein neuer Zugang zur Musikalität ermöglicht, der jenseits der alten Musikverbindung liegt. Die alte Musikgebundenheit wird ersetzt. Bei ihrer Auflösung treten dann die alten Erfahrungen, z.B. mit dem Großvater, ins Bewusstsein und werden sprachlich verarbeitet. Mein Gegenüber und ich folgen dem Fluss der Erfahrungen und bringen sie zur Sprache.

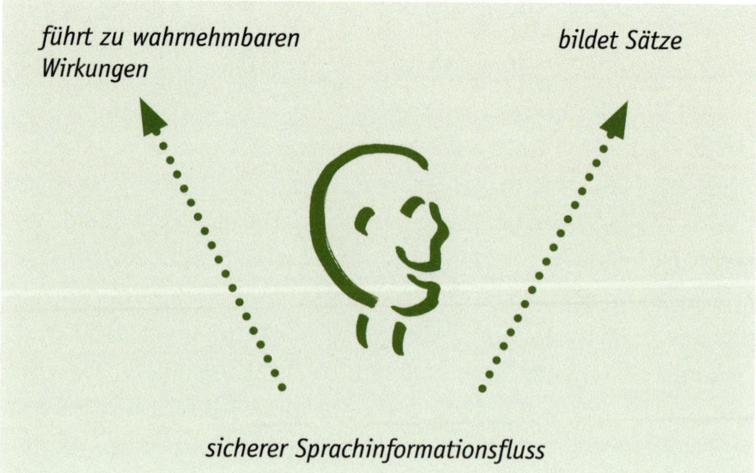

In dem Erfahrungsfluss entstehen Wirkungen, denen ich wiederum Informationen entnehme, um sie dann in Worte zu fassen. Aus diesem Wirkinformationsfluss heraus bildet sich ein vielschichtiges und umfassendes Verständnis von den bisher verborgenen Zusammenhängen. Mein Gegenüber und ich können emotionale Gebundenheiten erschließen, die bisher nicht erkennbar waren. Darüber hinaus eröffnet sich ein herzstärkender, emotionaler Informationsfluss, der die Grundlage für gelungene Bindung ist.

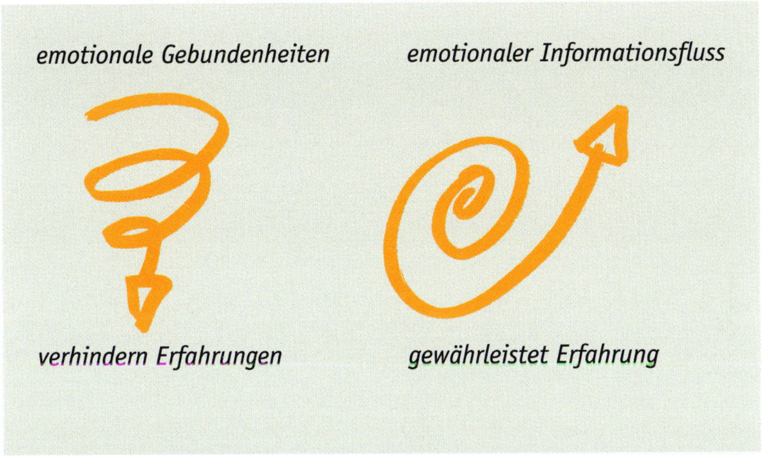

Darüber hinaus offenbart der Wirkinformationsfluss außerdem zwei gegensätzliche Kreisläufe: Es zeigen sich zum einen aufbauende „Herzkreisläufe“ und zum anderen eingefahrene Teufelskreise.

Über herzstärkende Kreisläufe und durchbrochene Teufelskreise

Es gibt einen aufbauenden Herzkreislauf und einen erfahrungsgeprägten, schwächenden Teufelskreis.

Unabhängig von den Phasen meiner Berufslaufbahn mit den unterschiedlichsten Therapieansätzen und Methoden war eines immer gleich: Menschen waren in verschiedensten „Verhaltensweisen“, „Schemata“ bzw. „Mustern“ gefangen. Da ich diese Muster im Laufe der bindungsenergetischen Therapieentwicklung als Kreisläufe zu verstehen begann, nenne ich sie ihren Wirkungen entsprechend „Teufelskreise“. Ihrem Wesen nach rauben sie Kräfte und laufen immer auf die gleichen Erfahrungen, Schlüsse und Konsequenzen hinaus. Meine Aufgabe in der Therapie besteht also seit jeher darin, dieser Art Teufelskreise zu entdecken und sie zu Bewusstsein zu bringen. Als Kreisläufe bilden sie Zwickmühlen, aus denen mein Gegenüber nicht aus eigener Kraft herausfinden kann. Da die Herzpulsstärkung, wie im letzten Kapitel ausgeführt, nun den aufbauenden, gegenteiligen Effekt hat, sehe ich zwei gegenläufige Bewegungen gegenüber stehen:

- Auf der einen Seite eine Spirale, die sich wechselseitig verstärkt und eine Art „Win-Win-Situation“ erzeugt (also sich aufbaut und stabilisiert),

- auf der anderen Seite einen Abwärtssog, der in eine Sackgasse gerät und Energie kostet.

Ein Beispiel:

Das Herzmuster *immer volle Pulle* geben produziert Erschöpfung und Gereiztheit. Um weiter *volle Pulle* geben zu können ist es nötig, sich wieder zu verausgaben. Logischerweise wieder mit demselben Resultat: Wieder verausgabt zu sein! Die Herztherapie erzeugt dann beispielsweise durch die Pulsverstärkung, dass wieder Mut geschöpft wird. Der Mut führt dann dazu, sich mehr Ruhe zu gönnen, um sich beispielsweise wirksamer der Ansprüche (die den Hintergrund des Musters bilden können) zu erwehren. Mehr Ruhe wiederum führt zu weniger Gereiztheit und Erschöpfung und die damit gewachsene Kraft lässt es wiederum zu, noch mehr Mut zu schöpfen. Solcherart Beispiele gibt es milliardenfach, und das Prinzip erweist sich für mich als allgemeingültig: Die bindungsenergetische Psychotherapie stoppt den benannten Teufelskreis durch den gegenläufigen Aufbauprozess, der dann aufbaut, was einst verloren war (eben der Mut). In den Mittelpunkt geraten die Kreisläufe, die als „produzierende Abläufe" erst hervorbringen, was ich als Psychotherapeut zu behandeln habe.

Die bindungsenergetische Psychotherapie stoppt die Teufelskreise, welche emotionales Leiden erzeugen, und baut gegenläufige Herzprozesse auf.

Über lange Jahre war ich es gewohnt, dass meine therapeutischen Interventionen sich **direkt** auf das emotionale Leiden bezogen. Allzu verständlich angesichts des psychischen Leidens, welches Menschen in oft kaum zu fassender Weise angetan wurde. Ich hatte gelernt, dass ein guter Psychotherapeut verständnisvoll und empathisch, abgegrenzt etc., auf die emotionale Situation einwirkt. Unabhängig von den Zielen und Interventionsformen waren es doch immer die jeweiligen **Erfahrungen** meines Gegenübers, die den Stoff der Therapie ausmachten. Durch den Bindungszugang über das Herz stellt sich der Sachverhalt jetzt anders dar.

Wie mir aus der Gehirnforschung bekannt ist, wandeln sich Erfahrungen in handlungsweisende Orientierungsmuster um. Entsprechend hat das Orientierungsmuster größere Bedeutung als die emotionale Erfahrung, die diese Orientierung nach sich zieht. In meinen Behandlungen war es also nötig aus dem Mut (um auf das Beispiel von gerade Bezug zu nehmen), auch neue Strategien **denkbar und konkret** zu machen, so dass der geschöpfte Mut im Leben desjenigen auch zum Tragen kommt. Die Wirkung des verstärkten Herzkreislaufes besteht darin, einen Kontrast zum jeweiligen Muster zu bilden. Beim Erfahrungsabgleich im Gehirn werden die jeweiligen Muster deutlicher vom Aufbauprozess unterschieden.

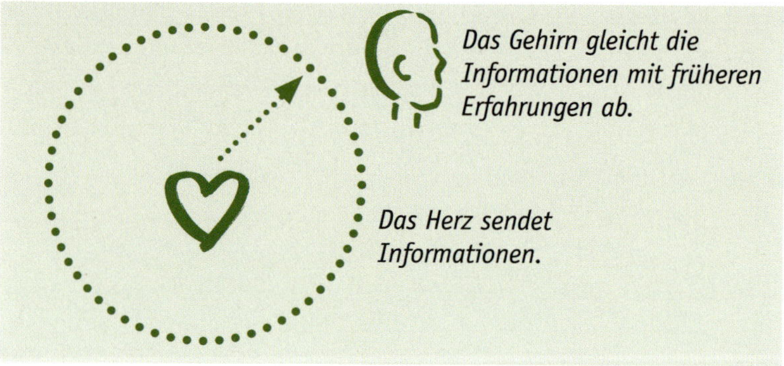

Mein Gegenüber und ich finden also erstens treffende Namen bzw. Sätze, um die jeweiligen Muster beim Wirken „zu erwischen". Treffende Formulierungen zu finden, die haargenau passgerecht für mein Gegenüber sind, ist eine wesentliche Aufgabe für die bindungsenergetische Psychotherapie.

Die treffenden Formulierungen erweisen sich dann als Schlüsselformulierungen. Die Formulierungsschlüssel eröffnen wiederum den Zugang zum gesunden Kreislauf. Gleichzeitig verhindern sie, dass die gebundenen Erfahrungen aktiviert werden. Denn dann würden mein Gegenüber und ich die vom Teufelskreis hervorgebrachte Erfahrungswelt quasi „von innen" betreten. Ein schwieriges Unterfangen, weil es verständlicherweise die eigenen schlechten Erfahrungen sind, die sich bei meinem Gegenüber aufdrängen. Da er oder sie diese Erfahrungen selbstverständlich zur Sprache bringen kann, entsteht zuweilen eine Situation, in der ich dem Informationsfluss vom Herzen zur Sprache Ausdruck verleihe, während das Gegenüber über Erfahrungen berichtet, die ihn oder sie gerade von der Herzquelle abschneiden.

Teufelskreise führen nirgends hin und reproduzieren immer wieder früher erlittenes Leid.

Teufelskreis

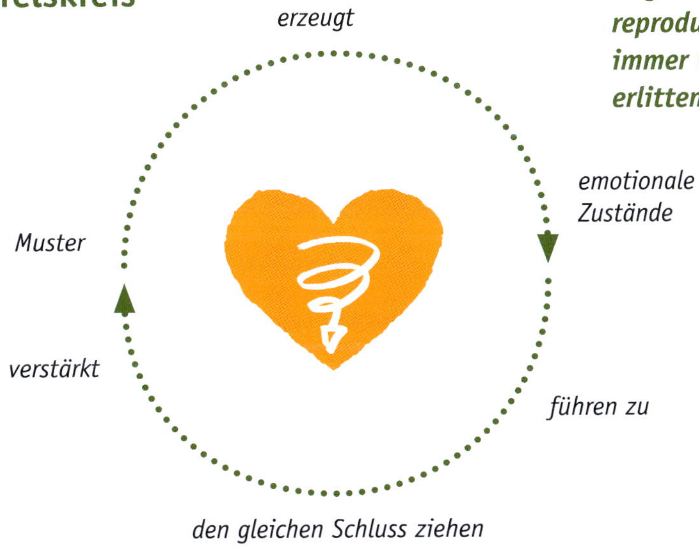

Herzkreislauf

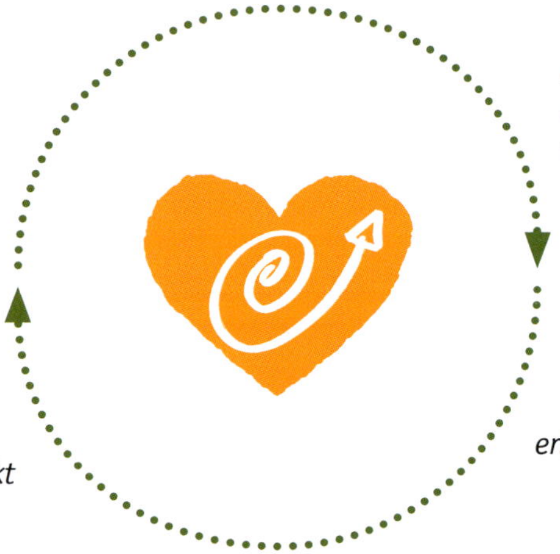

Es ist die Absicht der bindungsenergetischen Psychotherapie, in diesem aufbauenden Kreislauf hineinzukommen und ihn zu stärken.

Wenn ich den aufbauenden Prozess nicht verlasse, um auf die Erfahrung einzugehen, dann setzt sich die vom Herz generierte neue Erfahrung gegen die alte durch. So kann ich vom Herzen auf direkterem Weg – nach heutigen Erkenntnissen vermittelt über das vegetative Nervensystem – Zugriff auf das Gehirn gewinnen, ohne mich durch die alten Erfahrungen, Verhaltensweisen etc. hindurch zu arbeiten. Bildlich gesprochen bauen wir ein neues stabiles Flussbett und überlassen es dem Gehirn, den nutzlos gewordenen, in die Sackgasse geratenen Seitenarm „Muster" aufzulösen. Beim Auflösen erscheinen die darin gebundenen Erfahrungen, die wir zur Kenntnis nehmen. Es genügt, die unbewussten bisher gebundenen Erfahrungen dem menschlichen Gedächtnis zu überlassen. Ein weiteres Durcharbeiten ist nicht nötig.

Im Zentrum der Behandlung steht der Aufbau des Herzkreislaufes.

Wie auf der Hand liegt, betreffen die Teufelskreise alle psychischen Ebenen und nicht nur das Herz. Und auch der Bindungsprozess, der dafür da ist, dem unreifen menschlichen Gehirn bei der Geburt Sicherheit, Nahrung, Emotionalität und Wissen zu geben, stellt die Gehirnentwicklung in den Mittelpunkt. Die Natur der Bindungsvorgänge hat ein untrügliches Kennzeichen, um zu erkennen, dass der Bindungsvorgang bei bester Gesundheit erfolgt. Bei gelungener Bindung fühlen Menschen sich **wohl**. Für die bindungsenergetische Psychotherapie folgt daraus, das das Wiedergewinnen eines stabilen Wohlbefinden mein hauptsächliches Therapieziel darstellt.

Ein stabiles Wohlbefinden ist das Therapieziel der bindungsenergetischen Psychotherapie.

Zwei Fragen schließen sich an diesem Punkt an:

- Wo genau wirken die Teufelskreise?
- Welche inneren und äußeren Bindungsvorgänge sind mit dem jeweiligen Teufelskreis verbunden?

Für die Psychotherapie beschäftigt mich die zentrale Frage nach den **inneren** Auswirkungen von Bindungsprozessen. Im Laufe der Jahre lernte ich viele aus Bindungen entstandene, feste innere Verbindungen kennen, die ich **Bindungsdimensionen** nenne. Als **Grundbeziehung** beschreibt das Bindungsgeschehen die lebenslangen Dauerbeziehungen, die jeder Mensch hat, unabhängig davon, wie gelungen oder nicht gelungen ihre Ausformung ist.

Bindungen sind Grundbeziehungen.

Dabei unterscheide ich die Realitätsbindung, die geistige Bindung, die Fürsorgebindung, die Kompetenzbindung, die Identitätsbindung, die Intimbindung und die Sprachbindung.

Die Bindungsdimensionen

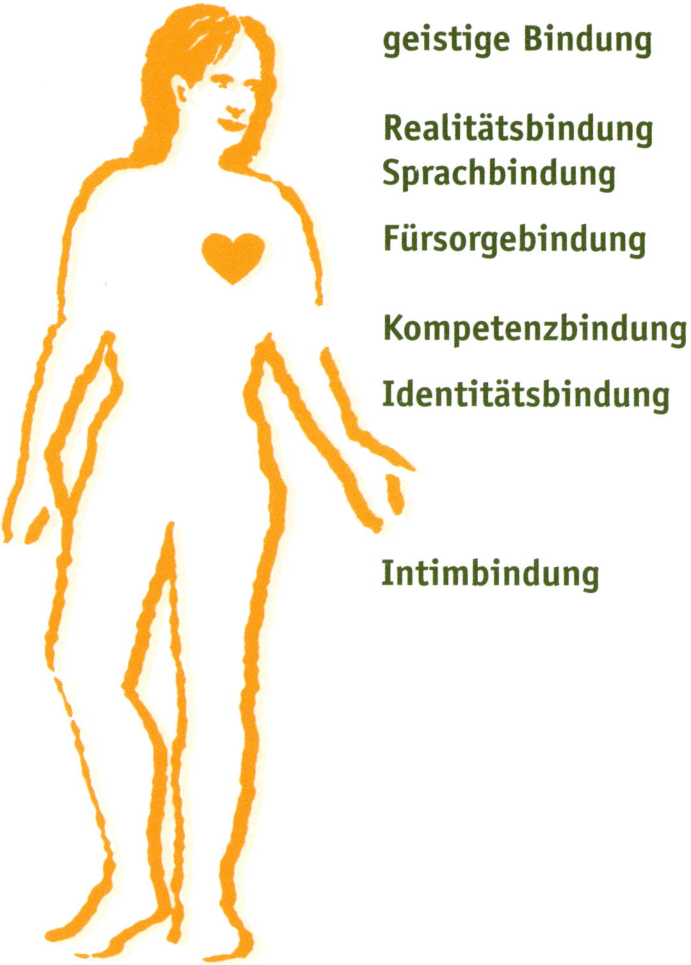

Von diesen Kanälen ausgehend, differenziert sich der Bindungsprozess in einzelne speziellere Gebiete.

Das therapeutische Grundsetting sieht dabei so aus, dass mein Gegenüber und ich eine gemeinsame Verbindung zur Herzkraft aufbauen. Sie stärkt und versorgt den Bindungsaufbau. Die Teufelskreise kristallisieren sich dabei heraus und werden mit der Zeit unfunktional und damit überflüssig. Es entwickelt sich also eine „Dreiecksstruktur“, die typisch ist für die Behandlung.

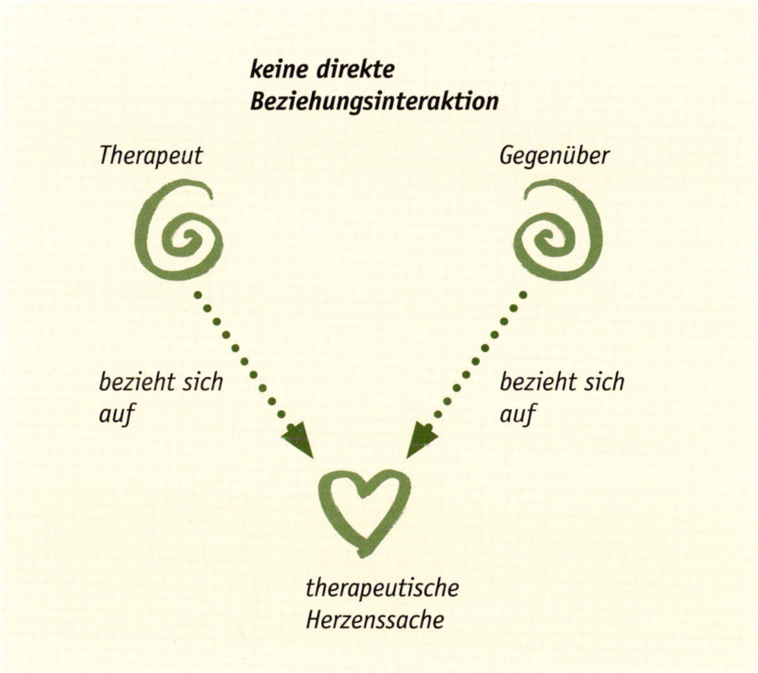

Die Ausformung dieser Dreiecksstruktur in den einzelnen Bindungsdimensionen lässt mich nun auf die Behandlungsmöglichkeiten zu sprechen kommen.

Die verschiedenen Behandlungsmöglichkeiten

Bisher habe ich beschrieben, dass mein Gegenüber und ich eine Beziehung zum Herzen aufbauen. Die vom Herzen kommenden Wirkungen und die darin liegenden Informationen werden jetzt meinem Gegenüber für die verschiedensten Schwierigkeiten und Behandlungsformen angeboten. Je nachdem, auf welche Dimension des Bindungsgeschehens die vorliegende Situation und Symptomatik hinweist, ergibt sich eine eigene Herzbehandlung für die entsprechende Bindungsdimension.

Im Zentrum meiner nachfolgenden Darstellung steht jeweils eine der Dimensionen. Dennoch möchte ich vorwegschicken, dass die Schwächung einer Dimension sich in allen anderen ebenfalls bemerkbar machen kann. Beispielsweise hat die Schwächung der Fürsorgebindung zur Folge, dass sich auch die Kräfte aus der Intimbindung, der geistigen Bindung usw. nicht voll entfalten können. Die von der Herzbehandlung ausgehende Verbesserung der Bindungskräfte wird in den nun folgenden Kapiteln erläutert. Zu Beginn einer Behandlung knüpfen mein Gegenüber und ich eine Beziehung, insbesondere zu dem aktuell wirksamen „Fahrwasser", in dem er oder sie sich befindet. Auch ist die Frage, welchem Fahrwasser (also welcher Bindungsdimension) die vorhandenen Symptome entspringen. Die erste Bindungsdimension nenne ich die Realitätsbindung. Zum Abschluss der Kreislaufdarstellung werde ich darauf zurückkommen. Zu Beginn stehen das Vertrautmachen, das Kennenlernen und das miteinander Warm-Werden im Zentrum.

Wir haben also folgendes therapeutische Wirkdreieck:

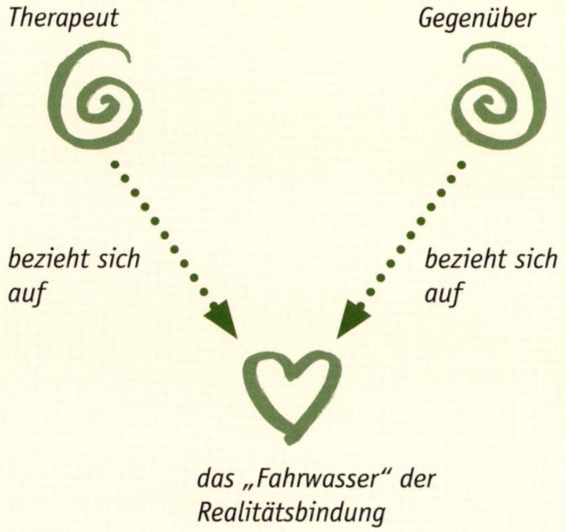

Wir schaffen eine klare Beziehung zu dem therapeutischen Fahrwasser.

Gibt es hier Berührungsängste oder Schwierigkeiten in der Vertrauensbildung, dann hat die bindungsenergetische Therapie die Möglichkeit, den Körper mit in die Behandlung einzubeziehen. Hier können mein Gegenüber und ich beispielsweise die Hautarbeit verwenden, um über die Haut eine feste Erfahrungsbasis zu etablieren. Die Hautbehandlung macht es meinem Gegenüber erfahrbar, ob er oder sie dünnhäutig und berührungsempfindlich ist, oder eher dickhäutig und schwer berührbar. Auch erlebt er oder sie, wie sich über die bindungsenergetische Behandlung die Beschaffenheit und Funktionsweise ändern lässt (von dünnhäutig zu weniger dünnhäutig und damit besser abgegrenzt zwischen der Innenwelt und der Außenwelt). Gerade die Hauterfahrung, die ja für die Bindungsentwicklung eine notwendige Erfahrung darstellt, führt auch auf direkte Weise zum Wohlfühlen.

Die Behandlung der Haut

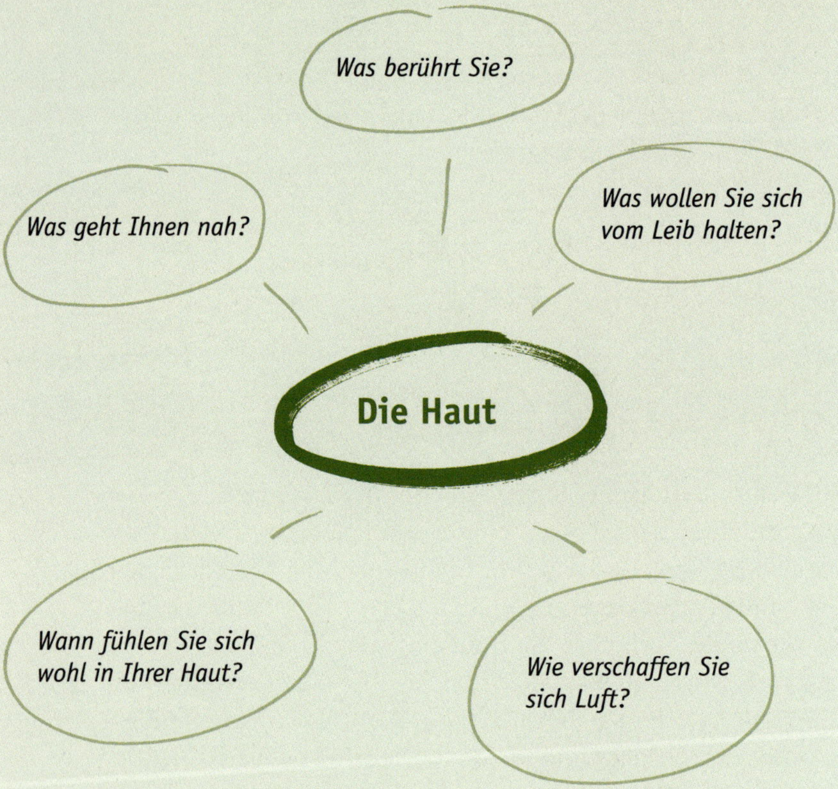

Die Haut bildet einen Zugang zum Wohlfühlprozess.

Ich möchte also auch auf diesem Wege dazu beitragen, dass mein jeweiliges Gegenüber sich in meiner Gegenwart in der eigenen Haut wohl fühlt. Möglicherweise wirken wir durch die verbesserte Selbstbeziehung, die Hautkontakt aufbaut, mittels des Wohlfühlens bereits Erfahrungen von „Peinlich-berührt-Sein“ oder ähnlichem entgegen. Die Herzbehandlung an der Haut, also das gemeinsame Aufsuchen der Herzwirkung in der Haut ist eine erste Form der Herzstärkung.

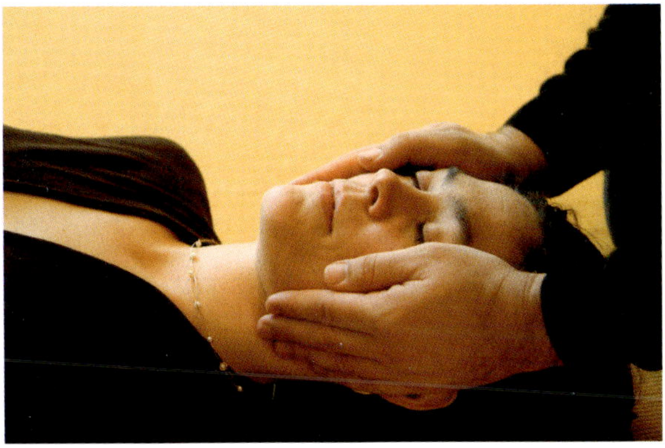

Behandlungsform: Wirkinformationsfluss von der Haut

Nachdem der Anfang gemacht ist (bei Bedarf mit Körperbehandlung, sonst nur im Gespräch), komme ich zur Darstellung der Bindungsdimensionen. Ich steige ein in den Kreislauf über geistige Bindung.

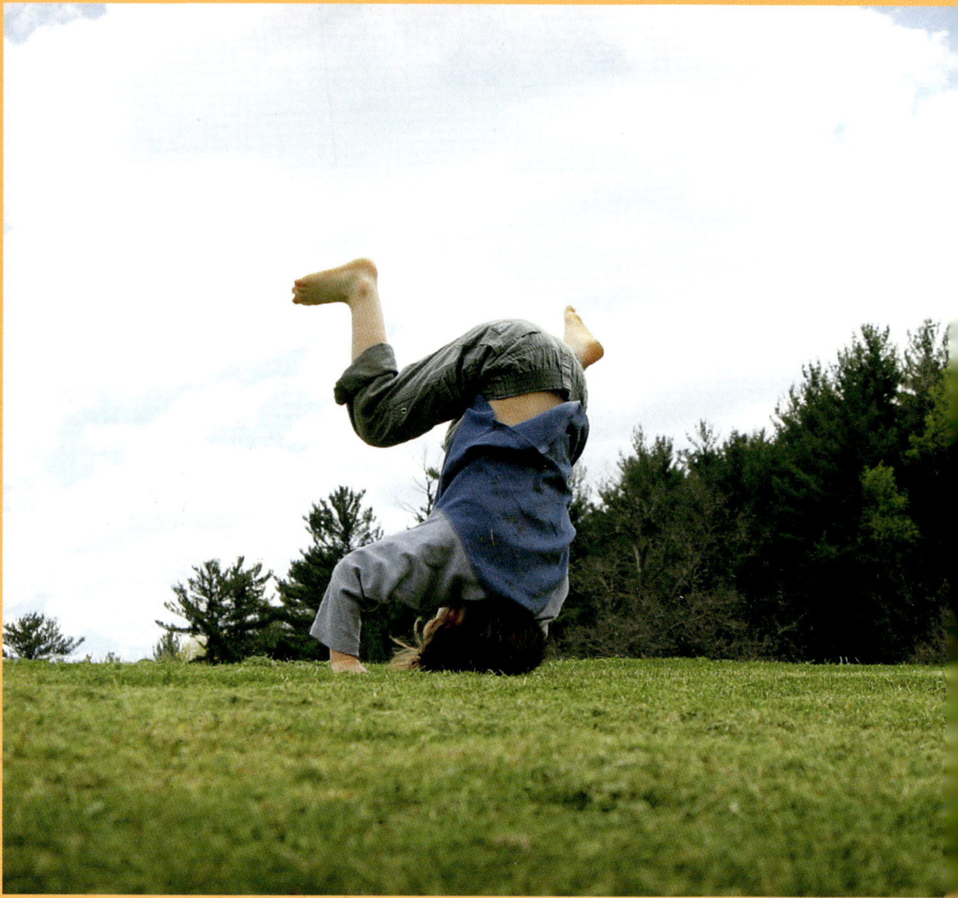

Die Stärkung der Geisteskraft

Bindung ist ein geistig-sozialer Rahmen

Die Stärkung der Geisteskraft

Der geistige Rahmen steckt das Feld ab, in dem mein Gegenüber sich geistig betätigt. Welche Erwartungen, welche gewohnten Abläufe, welche Wünsche, Hoffungen und Pläne stecken hier? Das Festhalten und Zementieren eines solchen geistigen Rahmens (zum Beispiel bestimmte Ideologien oder Lehren) kann dazu führen, darin stecken zu bleiben. Andererseits schaffen geistige Bindungen Familien, wodurch mein Gegenüber ein Zuhause gewinnt. Sollte dieses Zuhause gefährdet sein, richtet sich das Denken meines Gegenübers, welches seine geistige Tätigkeit dokumentiert, auf die Sicherung des Zuhauses. Aus der Angst heraus, das Zuhause zu verlieren oder die eigene Familie als bedroht anzusehen, erwächst ein geistiger Nährboden. Ein Nährboden, der Gefühle und Verhalten hervorrufen kann, die eine Blindheit für Argumente und Sichtweisen nach sich zieht. Das Zuhören, welches für frischen Wind im geistigen Gebäude sorgt, fällt schwer. Die geistige Gebundenheit (an nichts anderes bzw. nicht anders denken zu können) wirkt sich als Beschränkung der geistigen Bindung aus. Sich auf etwas zu konzentrieren oder die Konzentration wieder zu lösen fällt dann ebenfalls schwer. Die Fähigkeit, das eigene Denken zu formulieren und in Fluss zu halten, steht im Mittelpunkt der Behandlung von Störungen dieser Dimension.

Das gewohnte Denken meines Gegenübers, welches wir als Denkmuster erfassen, kann, wie im letzten Kapitel ausgeführt, herzstärkend oder -schwächend sein. Geistige Kraft kann sich entfalten, wenn der Denkrahmen weiterhin genährt wird, wächst und sich stetig wandelt. Eine geistige Heimat zu haben, sorgt für Verwurzelung. Auf sie festgelegt zu sein, lässt Menschen dagegen abstumpfen. Zu wenig Neues trocknet das Fahrwasser der „geistigen Bindung" aus. Eine mentale Prägung, d.h. die emotionale Grundeinstellung in der geistigen Bindung, geschieht im Bindungsprozess zwangsläufig. Jeder erwirbt eine Mentalität. Sie kann bekanntermaßen auch sogar durch Landstriche geprägt worden sein. An dem Temperament erkennen mein Gegenüber und ich bereits einige Merkmale der Mentalität. Für die Therapie ist die Prägung nur dann relevant, wenn die Mentalität zu Einschränkungen führt, also falls sie beispielsweise dem Temperament nicht genug Raum lässt. Nur, wenn mein Gegenüber und ich über den geistigen Rahmen hinausgehen können, können wir lernfähig bleiben. Auch an andere denken zu können basiert darauf, dass unser Denkrahmen nicht permanent zur Sicherung unseres emotionalen Bandes genutzt wird. Das alte Denken zu verlassen, hat den Effekt, dass Dinge wieder denkbar werden, die oft von meinem Gegenüber als undenkbar, als „geht nicht" eingestuft wurden.

Über den geistigen Rahmen hinaus gehen zu können heißt lernfähig zu bleiben.

Für die geistige Bindung ist es von Bedeutung, dass die Stärkung der Herzkraft einen Einfluss auf das Bewusstsein meines Gegenübers hat. Durch den Zugang zu großen Gefühlen wie Hoffnung, Wagemut oder Frieden beobachten und erfahren mein Gegenüber und ich einen neuen geistigen Horizont. Die größere Geisteskraft, die sich auf einem gestärkten Herzen aufbauen kann, verlässt den geistigen Rahmen, den Teufelskreis bzw. Muster sonst vorgeben. Mein Gegenüber berichtet häufig von einer Art „Weitwinkelobjektiv", welches dazu führt, die „Probleme" mit größerem Abstand betrachten zu können. Die Herzbehandlung führt uns somit in die geistige Bindung. Gelingt es uns, sich in diesem Fahrwasser wohl zu fühlen, dann fühlt mein Gegenüber sich geborgen. Das Bedürfnis nach Heimat und Verbundenheit beschreibt diese Bindungsdimension, Erfahrungen des Vertriebenseins und der Heimatlosigkeit bedrohen sie. Der Mangel an Geborgenheit mag der Grund sein, der mein Gegenüber zur Therapie brachte. Die geistige Bindung braucht auch Nahrung in Form von Worten und Wissen. Doch wozu führt eine „geistige Unterernährung" und welche Bedeutung hat geistige Nahrung für mein jeweiliges Gegenüber?

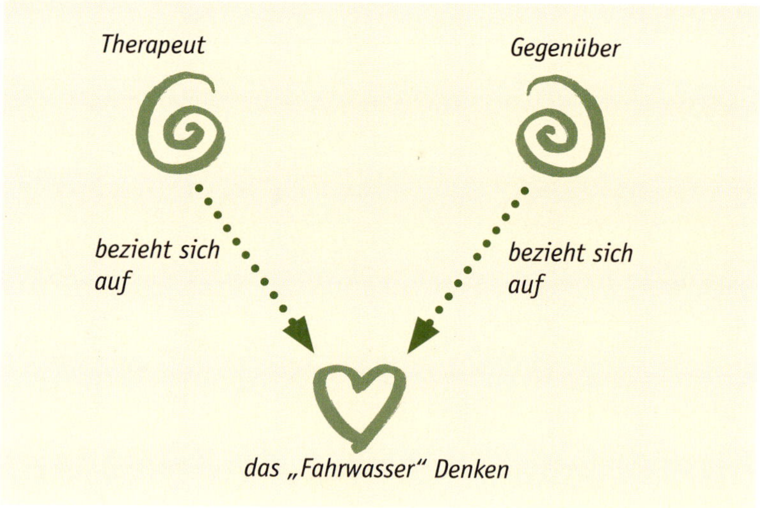

Mein Gegenüber und ich widmen uns dem Denken. Ist es in Schwung? Ist es flexibel? Oder gibt es hier ein chronisches Muster? In der Therapie eröffneten die vorher in Denkmustern gebundenen Erfahrungen, welche geistige Heimat in der Denkweise meines Gegenübers verborgen lag.

Zur Veranschaulichung ein Beispiel:

Ich möchte von einer Frau berichten, die über sich selbst sagte *Ich habe einen Sprung in der Schüssel.* Ein Symptom wie „sich geistig beschränkt zu fühlen“ gehört also in diese Dimension von Bindung. Als Hintergrund sei erwähnt, dass ihre Mentalität sehr von den verdrängten nationalsozialistischen Erfahrungen in ihrer Familie und dem Aufbau eines Wirtschaftsimperiums durch ihren Vater geprägt war. Die gebundene Menschenverachtung hatte bei ihr eine „Vogel-friss-oder-stirb“-Mentalität zur Folge. Ihr Denken drehte sich, das hatte sie gelernt, um das Geldverdienen und war sehr vom Profitdenken (ein Ausdruck der Mentalität) geprägt. Das Denkmuster *nicht daran denken*, welches wir herausfanden, hatte dann folgenden Teufelskreis zur Folge:

Die bindungsenergetische Psychotherapie bestimmt das Denkmuster.

Teufelskreis

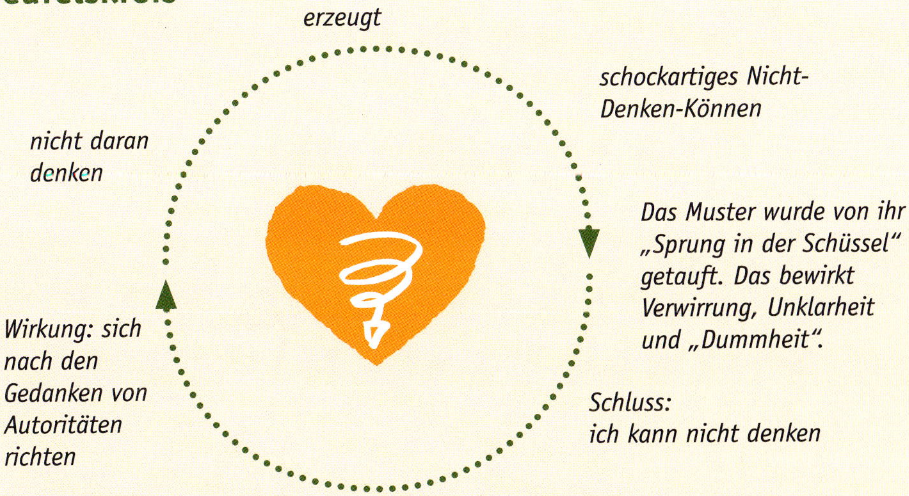

Eine Gebundenheit ans Denken wird erzeugt.

Der Bindungsaufbauprozess hatte zum Ziel, ihr einen Zugang zum Denken und damit eine andere Heimat zu ermöglichen, der jenseits ihrer Denkerfahrung existiert. In ihrem Fall verlief der Denkaufbauprozess folgendermaßen. Wir erfuhren, dass die herzstärkende Nutzung ihres Gehirns *fürsorgliches Denken* ist. Anders als im *Nicht-daran-Denken*, was kein Denkvorgang im eigentlichen Sinn ist, nimmt sie mit *fürsorglichem Denken* ihre geistige Tätigkeit wieder auf und damit entfaltet sich erst ihre Geisteskraft.

Denkmuster unterbinden die Geisteskraft.

Herzkreislauf

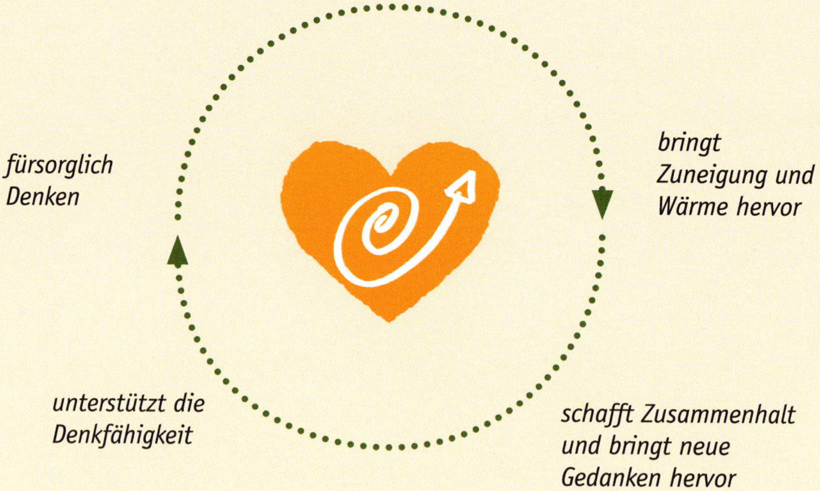

In der bindungsenergetischen Psychotherapie bestimmen wir ein Denkmuster und finden einen gangbaren Weg fürs Denken. Am

Schluss der Behandlung ergibt sich dann ein Mentalitätswechsel. Statt der Profitorientierung, die eine soziale Kälte mit sich bringt, wurde sie ein Familienmensch mit einer fürsorglichen Geisteshaltung. Ihr Denken war nicht mehr gebunden in dem Sinne, die Zugehörigkeit zum Imperium sichern zu müssen.

Das Bindungsmuster

Mit dem Denken ist das Thema „geistige Bindung" aber nicht erschöpft. In der geistigen Bindung lernte ich auch den psychosozialen Rahmen in Form einer geistigen Welt kennen, die mein Gegenüber bereits als Kind prägte. Diese Welt konnte kleinbürgerlich, bildungsbürgerlich, militärisch, religiös oder auch eine Arbeiterwelt sein. Da meine psychotherapeutische Aufgabe mir aufträgt, mich in die Erfahrungswelt meines jeweiligen Gegenübers hineinzuversetzen, gilt es, die dazugehörige geistige Welt kennen zu lernen. So begreife ich, wie der Volksmund sagt, „wie jemand tickt". Als Bindungstherapeut finde ich in der geistigen Welt die Heimat meines Gegenübers. Viele tradierte, prägende Erfahrungen, z.B. Kriegserfahrungen, finden sich hier wieder. Was hält nun den geistigen Rahmen aufrecht?

Meine Überlegung ist folgende: Als Kind lernen wir alle den geistig-sozialen Rahmen als Erfahrung mit den Bindungspersonen kennen. Diese Bindungspersonen stecken uns einen Rahmen, den wir einhalten oder verlassen können. Folglich greift das Bindungssicherungssystem immer dann ein, wenn das Kind beispielsweise durch sein Verhalten aus dem Rahmen zu fallen droht. Da dieser Rahmen für das Kind die heile Welt ist, wird er gesichert und stabilisiert, auch wenn die Erfahrungen darin erschütternd, grauenhaft oder einfach zum Weglaufen sind.

Es gibt ein gehirndominierendes Bindungsmuster.

Ich fand heraus, dass alle Muster, die als Teufelskreise wirken, in ein „Königsmuster" eingearbeitet sind. Das Königsmuster umfasst den ganzen Rahmen, der im Gehirn verankert ist. Der Logik folgend nannte ich dieses Rahmensicherungsmuster das **gehirndominierende Bindungsmuster.** Ist es bei einem Erwachsenen aktiv, beschränkt dieses gehirndominierende Bindungsmuster unseren Horizont auf den Kindheitsrahmen. Es wird in Verbindung mit allen anderen Mustern aufgerufen. Folglich ist es das Hauptmuster, welches das emotionale Band zur Welt sichert (aber eben auch „auf Eis legt", solange es wirkt). Im Alarmzustand zu sein, also irgendwie gestresst, geht mit der Aktivierung des Bindungsmusters einher. Ein „negatives" Bespiel von Sesshaftigkeit möge diese Gedankengänge veranschaulichen.

Die bindungsenergetische Therapie bestimmt das Bindungsmuster.

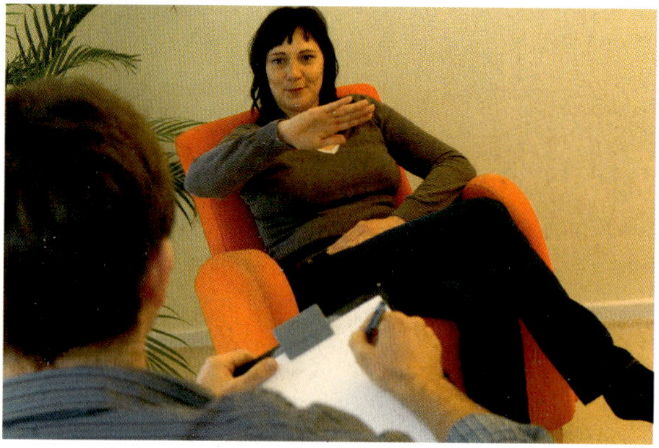

Beispiel

Eine Frau mittleren Alters hat als Kind in einer vielköpfigen Familie mit ihrer Mutter gelebt. Es gab viel Gewalt auf der Straße und die verschiedenen Väter ihrer Geschwister zeugten nicht gerade vom ruhigen Familienglück. Die größte Konstante bildete das Haus, in dem sie mit ihrer Mutter wohnte. Die Mutter versuchte, sich mit wenig Geld auf Grund von Sozialhilfe über Wasser zu halten. An dieses Zuhause blieb die Frau gebunden und es gab ihr einen sicheren Rahmen, während gescheiterte Beziehungen, Alkohol und Prügel zu ihrem Alltag gehörten. Die Einschränkung dieser geistigen Bindung wird aber nicht nur in diesen Erfahrungen deutlich, sondern darin, wer zu dieser Welt gehört und wer nicht. Man musste schon selbst ein „armer Schlucker" sein, um dazuzugehören. Alle anderen gehörten nicht dazu. Und Dazugehören-Wollen ist verständlicherweise ein tiefes Bindungsbedürfnis. Da es der Mutter nicht gelang und vielleicht auch nicht gelingen konnte, aus diesen Verhältnissen herauszukommen, prägten diese die Frau nachhaltig. Das gehirndominierende Bindungsmuster, welches diese Verhältnisse in ihrem Kopf zementierte, bezeichneten wir mit dem Namen *versauern in Lüdenscheid*. Darin waren sowohl das Grundgefühl (hier kommt man nicht weg) wie auch die Erfahrung mit der Mutter und den Verhältnissen (an die sie sich als Kind klammerte) auf den Begriff gebracht. Das Klammern der Kindheit lebte also als fester Rahmen im Kopf meines Gegenübers als Muster *versauern in Lüdenscheid* weiter. Dieses Bindungsmuster bindet eben alle Erfahrungen, in denen mein Gegenüber aus dem Rahmen fiel oder zu fallen drohte.

Der geistig-soziale Rahmen

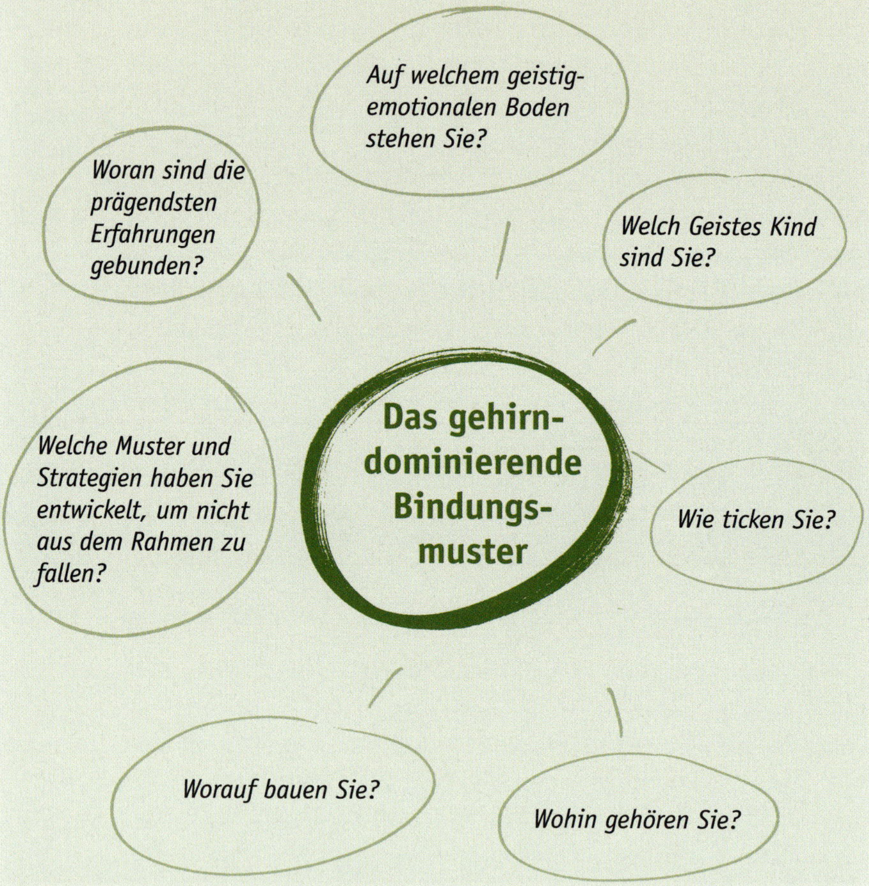

Das gehirndominierende Bindungsmuster umfasst die Sicherung und Stabilisierung des geistig-emotionalen Rahmens, in dem der Mensch aufwächst.

Im Therapieverlauf wurde das Bindungsmuster dann aktiv, wenn der Herzprozess mit diesem Rahmen in Konflikt geriet. Die Lösung vom gehirndominierenden Bindungsmuster wurde damit für mich zum wichtigsten therapeutischen Anliegen. Es war die ganze Therapie über immer wieder von neuem aktiv. Die Kenntnis, bzw. der Name des Bindungsmusters ermöglichte es meinem Gegenüber zu erkennen und zu begreifen, wann irgendetwas sie in Alarm versetzte. Gleichzeitig ermöglichte erst die Lösung von der Daueraktivität des Bindungsmusters einen konstanten Erhalt der Herzbindung mit seiner außergewöhnlich wohltuenden Herzkraft. Das Bindungsmuster umfasst also dasjenige Verhalten, welches zur Absicherung des emotionalen Bandes innerhalb bestimmter sozialer Verhältnisse (wie man sich zu Benehmen hat!) nötig ist. Die Absicherung galt auch gegenüber inneren Vorgängen. Brachte die Herzbehandlung also Prozesse hervor, die „den Rahmen sprengten", wurde die Herzwirkung vom Gehirn durch das Bindungsmuster flugs wieder herunterreguliert.

Nicht der Inhalt des *Versauerns-in-Lüdenscheid* war von therapeutischer Bedeutung, sondern seine „Stoppfunktion". Mein Gegenüber und ich brauchten also neue Denkweisen und sichere Strategien, die es überflüssig machten, auf das (lebenslang anwendbare) gehirndominierende Bindungsmuster zurückzugreifen. Erfreulicherweise gelang es der Frau, die (bildlich gesprochen und nichts gegen Lüdenscheid) in Lüdenscheid zu versauern drohte, ihre Sesshaftigkeit gegen eine reisende Tätigkeit einzutauschen. Dadurch konnte sie ihr Talent zu lehren und ihren Lernwillen besser realisieren. Die

Herzkraft hatte also dazu beigetragen, geistige Horizonte zu öffnen und Geisteskraft freizusetzen.

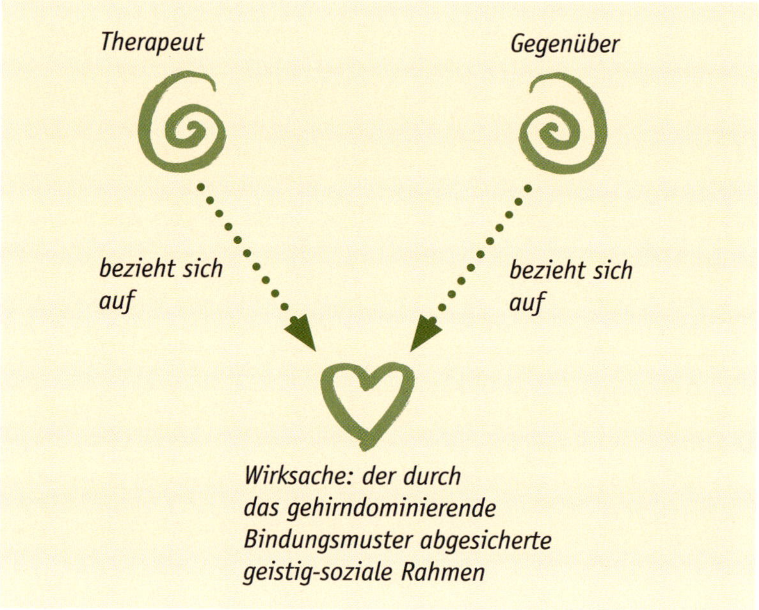

Mit verstärkter Herzkraft und verbessertem Denkvermögen widme ich mich jetzt der nächsten Dimension des in vielerlei Gestalt und unterschiedlichsten Spielarten auftretenden Genussgeschehens. Die Möglichkeiten an andere zu denken, die Frage nach Ernährung und Gewohnheit bringt mich zur nächsten Bindungsdimension.

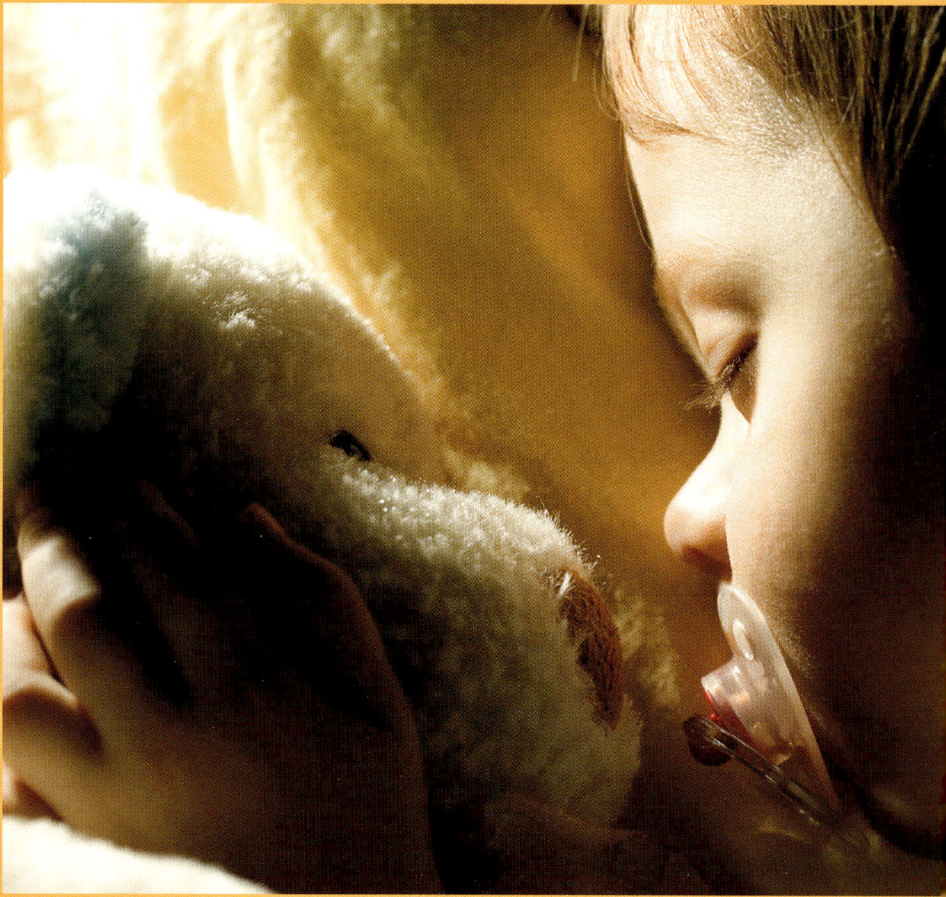

Die Stärkung der Vitalität

Bindung ist emotionale Nahrung

Die Stärkung der Vitalität

Das Wesen von Bindung beinhaltet Fürsorge.

Das Wesen von Bindung beinhaltet das Tragen von Fürsorge. Die meisten Menschen mögen bei dem Begriff „Bindung“ unwillkürlich auch an die mütterliche und väterliche Fürsorge denken. Die Fürsorge hat wiederum zwei Aspekte. Es gibt ein Bedürfnis und es gibt das Sorgen. In dem Verhältnis von Bedürfnis und Sorgen steckt bereits der Gedanke, dass alle Menschen zu irgendeiner Zeit jemand anderes brauchen. Hat mein Gegenüber Bedürfnisse nach Wissen, emotionaler Betreuung und dem Erwerb von Fähigkeiten, dann braucht es jemand, der sie stillt. Für die Befriedigung von Bedürfnissen zu sorgen, ist bereits eine Bindungsfähigkeit, über die ein erwachsener Mensch verfügen kann. Nicht über diese Möglichkeiten zu verfügen, kann also auch eine Quelle von emotionalem Leid sein.

In dieser Hinsicht ist beispielsweise das Stillen sinnbildlich für die mütterliche Fürsorge. Bei einem Baby ist die Hilflosigkeit offensichtlich. Das Baby ist nur „vollständig“ in der Verbindung zur fürsorglichen Mutter. Mit den Jahren werden dann die Möglichkeiten, selber für etwas zu sorgen, immer größer. Landet der Mensch dann, erwachsen geworden, im Arbeitsprozess, trägt er ebenfalls Fürsorge. Denn auch Arbeit definiert, über das Festlegen der Verantwortlichkeiten, den Fürsorgebereich. In dieser Hinsicht beruht auch Arbeit auf der Fürsorgebindung. Gerade hier wird es ersichtlich, dass wir lebenslang andere brauchen, um unser menschliches Überleben zu sichern. Es ist ein allgemein bekanntes Dilemma, dass es schwierig ist herauszufinden, was gebraucht wird und wer die Verantwortung dafür trägt (ebenfalls ein Aspekt, den die Fürsorge mit sich bringt). Offensichtlich ist der Beruf des Psychotherapeuten ebenfalls eine ausgesprochene Fürsorgetätigkeit. Es stellt sich naturgemäß die Frage: „Wofür will ich sorgen?“ und „Was möchte mein Gegenüber, wofür ich sorge?“

Bekannte Bindungsqualitäten von Psychotherapeuten schließen sich hier an. Etwa Empathie, die Fähigkeit, sich in einen anderen Menschen hineinversetzen zu können, oder zu Unterstützung, zur Sicherung, zu Anteilnahme und Feinfühligkeit befähigt zu sein. Die Geschichte der Fürsorgebindung geht bis auf sehr frühe Erfahrungen zurück und ist durch die Bedürfnisse zu essen, zu trinken, zu schlafen und sich zu bewegen, täglich gegenwärtig. Sie durchziehen das ganze Leben als Lebensfreude oder Lebenslast. Die Lasten, die mein Gegenüber zu tragen hat, beruhen oft auf der Fürsorgelast in seinem Leben. Das mag an der Überlastung im Arbeitsleben oder in der Familie liegen. Aber auch an der mangelnden Klarheit (die für Grenzen sorgt!), wofür mein Gegenüber zu sorgen hat und wofür nicht. Ebenfalls mögen prägende emotionale Erfahrungen dazu geführt haben, dass Bedürfnisse entwickelt wurden, die zu „falschen“ Belastungen führten. Machthunger kann dazu führen, zu viel an sich zu reißen. Der Durst nach Anerkennung kann dazu führen, sich zu viel aufzuladen. Die Frage nach der (emotionalen) Ernährung bildet den Dreh- und Angelpunkt der Fürsorgebindung. Wenn mein Gegenüber mich an seinen oder ihren Bedürfnissen teilhaben lässt, dann baut sich eine Nähe auf. Das Bedürfnis nach Nähe ist bereits zu Beginn eines jeden Lebens mit dem Thema Fürsorge verknüpft. Auch in den Bindungsdimensionen ergibt sich ein vielgestaltiges Bild von

Die Frage, nach der (emotionalen) Ernährung bildet den Dreh- und Angelpunkt der Fürsorgebindung.

den menschlichen Bedürfnissen. Das Bedürfnis nach geistiger Nahrung, das Bedürfnis nach Intimität, nach Zugehörigkeit und nach Können, nach Sich-Mitteilen oder nach der Beziehung zu jemandem, möchte ich hier nur stellvertretend nennen.

Was ist nun die Aufgabe der bindungsenergetischen Therapie? Der Mangel an Fürsorgebindung hat Hunger und Durst zur Folge. Denn die Bedürfnisse sind nicht gesättigt oder gelöscht. Entsprechend wollen mein Gegenüber und ich herausfinden, welche alten Hunger- und Dursterfahrungen durch einen Teufelskreis reproduziert werden. Alternativ brauchen mein Gegenüber und ich einen anderen Zugang zur Fürsorgebindung. Ein neues und klareres Bild von den eigenen emotionalen Bedürfnissen kann entstehen. Die Erfahrung von Hunger und Durst können dabei in ihren bindungszerstörenden Auswirkungen nicht überschätzt werden. Resultate sind Gleichgültigkeit bis zur Apathie oder Gewaltbereitschaft, Gefühllosigkeit und Resignation. Die Frage nach der Ernährung meines jeweiligen Gegenübers, welche emotionalen Missbrauch, Fehlernährung und Essstörungen aller Art nach sich ziehen können (wenn hier keine Sorge getragen wird oder nicht getragen werden kann) prägen nur allzu oft den psychotherapeutischen Alltag. Wirken Hunger und Durst in Teilbereichen der Seele weiter, dann werden die Bindungskräfte geschwächt. Während der Herzeinfluss dafür sorgt, andere Menschen zu berücksichtigen, können Hunger und Durst sogar dazu führen, auch vor dem Töten anderer Menschen nicht zurückzuschrecken.

Der Mangel an Fürsorgebindung hat Hunger- und Dursterfahrungen zur Folge.

Wie baue ich also mit meinem Gegenüber die Fähigkeit auf, für sich selber sorgen zu können?

Üblicherweise sucht mein jeweiliges Gegenüber mich auf, weil ihm die Sorgen über den Kopf wachsen. Auch wissen viele nicht mehr, was sie wirklich brauchen und nicht nur zu brauchen glauben. Oder sie verzichten unnötig und beschneiden so ihren Lebensgenuss. Für die Entwicklung der bindungsenergetischen Psychotherapie stellt sich also folgende Aufgabe: Wie löse ich die Gebundenheit an Bedürfnisse und die damit verbundenen Erfahrungen (z.B. die darin enthaltenen schmerzlichen Mangelerfahrungen)? Durch mein generelles Vorgehen, die Herzkraft erst einmal als neuen Zugang zur Fürsorgebindung zu nutzen, folgt für mich die Frage: Wie wirke ich auf die Fürsorgebindung ein und welche Kräfte setzt dies bei meinem jeweiligen Gegenüber frei? Das Ziel liegt auf der Hand. Eine bessere emotionale Ernährung sorgt für mehr **Wohl-genährt-Sein**!

Wird die Bindung zur Fürsorge besser, gelingt eine bessere Selbstversorgung, dann lässt sich unschwer feststellen: Der Zustand der Lebendigkeit und Vitalität (also der Energie) bessert sich. Der Zustand der Vitalität kristallisiert sich mit der Zeit als entscheidender Indikator für die Beurteilung der Fürsorgebindung meines Gegenübers heraus. Ernährung und Vitalität gehören somit natürlicherweise zusammen.

Eine gestärkte Fürsorgebindung entfaltet Vitalkraft.

Folge ich der oben genannten Unterscheidung von Bedürfnis und Sorgen, dann erhalte ich zwei Erscheinungsformen von Bedürfnissen. Zum einen die Bedürfnisse, die aus einem Mangel bestehen und gestillt werden müssen. Sie werden mit Hunger und Durst in Verbindung gebracht. Zum anderen gibt es dann noch die vielgestaltigsten Bedürfnisse, die daraus entstehen, dass **eine**

Bindung eingehen, selbst ein zentrales menschliches Bedürfnis ist. „Selber können" lautet demnach das Bindungsmotto, welches ich im Kapitel über die Kompetenz weiter verfolge. Das Bedürfnis nach Bewegung kann beispielsweise nur durch Aktivität genährt werden, ebenso, wie geistige Nahrung geistige Aktivität erfordert. Für die Fürsorgebindung ist also ein Wachstum der Fähigkeit meines Gegenübers, gerne für sich selber zu sorgen, also sich bereits mit dem Versorgen wohl zu fühlen, eine vitalitätssichernde Maßnahme.

Einfach ausgedrückt: Das Kochen ist genauso wichtig wie Essen.

Was folgt nun daraus für mein jetziges Gegenüber, der oder die erfahren möchte, worum sich die bindungsenergetische Psychotherapie dreht? Mein Gegenüber kann in dem Falle, dass schwerpunktmäßig eine Fürsorgeproblematik vorliegt, die eigene Beziehung zur Fürsorge kennen lernen.

Die Fähigkeit, die eigenen Bedürfnisse zu identifizieren, wird im Therapieverlauf erweitert und wir bestimmen zusammen ein Fürsorgemuster. Das Fürsorgemuster bringt meinem Gegenüber nahe, wie die Fürsorge bisher ablief. In der inneren Erfahrungswelt dieses Musters sind die Fürsorgeerfahrungen gebunden. Wir versuchen, nicht in diese Welt hineinzugeraten, bevor sie sich nicht in Auflösung befindet und durch eine Alternative ersetzt werden kann.

Beispiel

Eine Frau aus Süddeutschland wurde sehr vom Katholizismus ihrer Eltern geprägt. Die **Prägung** ihres Glaubens ist eine **Erfahrung** mit den Eltern. Da Bindung besagt, dass wir nur „durch andere hindurch“ einen ersten Begriff von allen Dingen der Welt bilden, gilt dies selbstverständlich auch für den Glauben. Wenn also Kinder ihren Eltern glauben und dabei erfahren, was die Eltern glauben, dann bildet sich eine Erfahrungswelt, die sich um den Glauben dreht. So gesehen gibt es beispielsweise nicht „den“ katholischen Glauben. Auch hier gilt es zwischen der Glaubensprägung, die auf persönlicher Erfahrung und Wissensvermittlung basiert, vom Glauben aus dem Herzen heraus zu unterscheiden. Im Falle dieser Frau war diese Unterscheidung wichtig, weil ihre katholische Prägung untrennbar mit ihrem tyrannischen Vater verknüpft war. Ihr gehirndominierendes Bindungsmuster beschrieb deshalb treffend ihren sozialen Rahmen mit den Worten *ich rechne mit dem Allerschlimmsten.* Ihre Erfahrung des Ausgeliefert-Seins und Ausgesetzt-Seins lies sie darin meisterlich werden, für die Anerkennung durch den Vaters zu sorgen. So erhielt sie sich sein Wohlwollen und behielt einigermaßen die Situation im Griff. Der Versuch, selbst Anerkennung für ihre Neugier und ihren Wissensdurst zu erhalten, schlug dagegen fehl. Sie sah sich einer Ablehnung ihrer Neugier und ihres Wissensdurstes gegenüber, welche auch Strafe und Gewalt nach sich zog. So weit die Geschichte, die sich ja bekanntlich nicht ändern lässt. Doch was bis zur Therapie so blieb, war ihr Fürsorge-Teufelskreis. Er sah folgendermaßen aus:

Teufelskreis

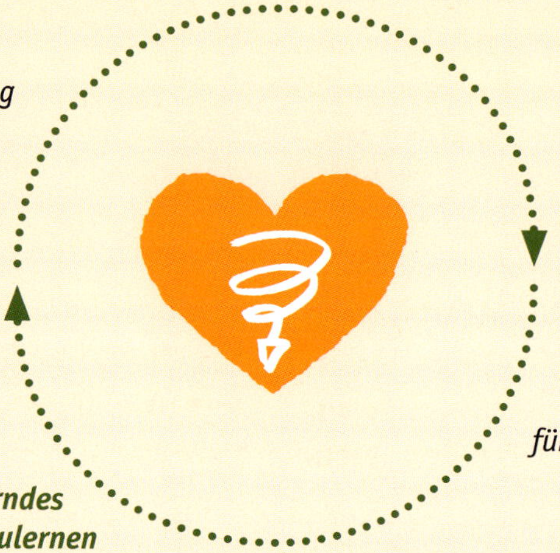

Sie konnte nicht dafür sorgen, ihren Wissensdurst und ihr reges geistiges Interesse zu befriedigen. Vielmehr gab sie ihrem Gegenüber genau das, was ihr selbst fehlte: die Anerkennung der geistigen Potenzen ihrer Mitmenschen. Selbst manövrierte sie sich durch die immer neu produzierte „Blödheit" und Verwirrung in eine Ecke, in der es so aussah, also könne sie keine zwei aufeinanderfolgenden Gedanken fassen. So wiederholte sich ihr Leid, dass ihre geistigen Fähigkeiten auf keinerlei Resonanz trafen.

Worin bestand nun meine Aufgabe? Wofür hatte ich zu sorgen? So angenehm dies auch sein kann, galt es dennoch, mich nicht durch ihre Anerkennung schmeicheln zu lassen. Stattdessen versuchte ich, ihren Wissensdurst zu stillen (so weit ich das konnte) und ihren eigenen Gedankengängen Aufmerksamkeit und Anerkennung zu schenken. Schenken kann vom Herzen kommen. Schenke ich in diesem Sinne Aufmerksamkeit, bewirke ich einen Herzeinfluss. Somit war das Gespräch die entscheidende Therapieebene. Ihr Mangel an geistiger Anerkennung wurde behoben, und ihre Formulierungsfähigkeit hinsichtlich ihrer eigenen Gedanken gestärkt. Klarheit und geistige Vitalität waren die Folge. Mein Herz als Therapeut einzubringen und zur Überbrückung des vorhandenen Mangels zu nutzen, nenne ich **bindungsstiftend arbeiten.** Wenden wir uns nun dem gesunden Fürsorgekreislauf zu:

Bindungsstiftend arbeiten heißt, vom Herzen des Therapeuten ausgehend, den vorhandenen Mangel zu überbrücken.

Herzkreislauf

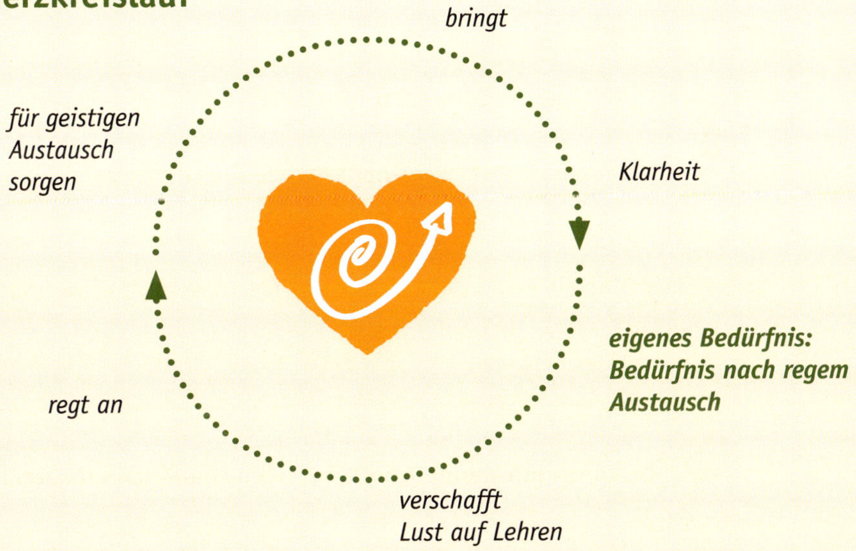

Wie der Kreislauf offenbart, wirkte die Therapie nicht nachhaltig durch meine überbrückende Bindungsstiftung. Die Therapie fand den entscheidende Wendepunkt, indem mein Gegenüber den Teufelskreis durchbrach und selber *für geistigen Austausch zu sorgen* lernte. Interessanterweise brachte das nicht nur ihre geistige Klarheit zum Vorschein, sie konnte auch ihre bindungssichernde Bedürfnisstrategie *ich muss noch dazulernen (weil ich ja so dumm bin)* sein lassen. Dieses Bedürfnis hatte sie in diverse Aus- und Fortbildungen getrieben. Stattdessen konnte sie ihr Interesse an eine Sache binden und entwickelte sogar die Lust auf Lehren. Diese Lust auf Lehren begriff ich als ihr wahres Bedürfnis. Auch hier bringt der Wechsel zwischen den Kreisläufen die Wende. Außerdem ist der neue Kreislauf ein Schutz gegen die eingefahrenen Erfahrungen aus dem Teufelskreis.

Ihre katholische Prägung, die eine autoritätshörige Auswirkung hatte (und sich aus den Erfahrungen mit dem Vater speisten), konnte hier auch durch ein wachsendes „an sich selber glauben können" ersetzt werden. Somit konnte ihre Glaubensgebundenheit noch einmal neu hinterfragt werden, ohne mit dem Katholizismus zu brechen oder ihm zwangsweise verbunden zu sein.

Wie das Beispiel illustriert, ließ ich die therapeutischen Ansätze, die darauf zielen, den Mangel von einst zu beheben (und dafür entsprechende therapeutische Angebote zu machen) fallen. Die von meinem Herzen kommenden Informationen gaben mir ein bindungsstiftendes Angebot, welches lediglich dazu diente, in einer klaren Form und einem direkteren Bezug zum gesunden Kreislauf zu kommen. Auf den ersten Blick vielleicht erstaunlich, bewirkt das Eingeben von bindungsstiftenden Informationen (also beispielsweise das Schenken von Anerkennung in der Gesprächsführung), dass im Bewusstsein meines Gegenübers die Informationen auftauchen, die bisher gefehlt haben. Diese Informationen helfen, die eigenen Bedürfnisse zu erkennen und sie zu realisieren (also hier den geistigen Austausch selbst zu suchen). Meine Herzkraft bewirkte und bewirkt „vor Ort“, dass die fehlenden emotionalen Bausteine „geliefert“ werden. Das Herz führt zur Ganzheit, lautete die These, welche sich aus der Entwicklung der Herztherapie ergab. Ich lernte deshalb, die von meinem Herzen kommenden Informationen zu identifizieren und zum Wohlergehen meines Gegenübers einzusetzen. In dem genannten Beispiel stand die geistige Ernährung im Vordergrund. Was aber kann die bindungsenergetische Psychotherapie tun, wenn die Gesprächsführung alleine nicht zum Wechsel der Kreisläufe führen mag? Wie beziehe ich also, so musste ich mich der Logik folgend fragen, den Körper als zusätzliche Quelle von Informationen und Wirkungen mit ein? Hierfür entwickelte ich die bindungsenergetische Mundbehandlung.

Das Herz führt zur Ganzheit.

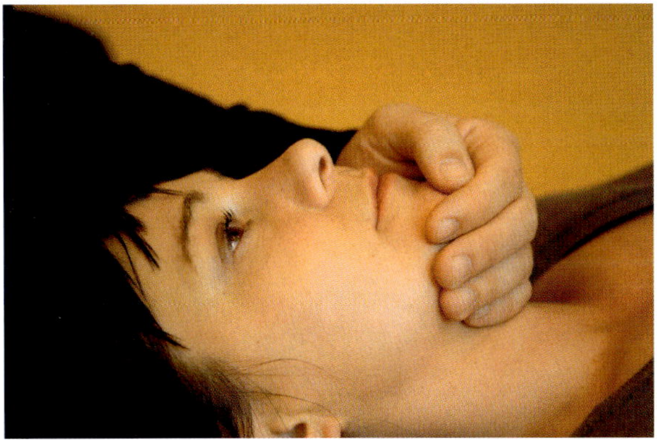

Behandlungsform: Wirkinformationsfluss zum Mund und innerem Kanal

Denn die Ernährung, das Zuführen, die Regulation von Aufnahme und Verdauung, lässt sich meinem Gegenüber wirksam über die Erfahrung vom Mund zum Bauch nahebringen. Das angenehme Umschließen des Mundes ermöglicht mir und meinem Gegenüber, mehr über die innere Bedürfnislage, über Muster, Möglichkeiten und Erfahrung herauszufinden.

Die Behandlung am Mund

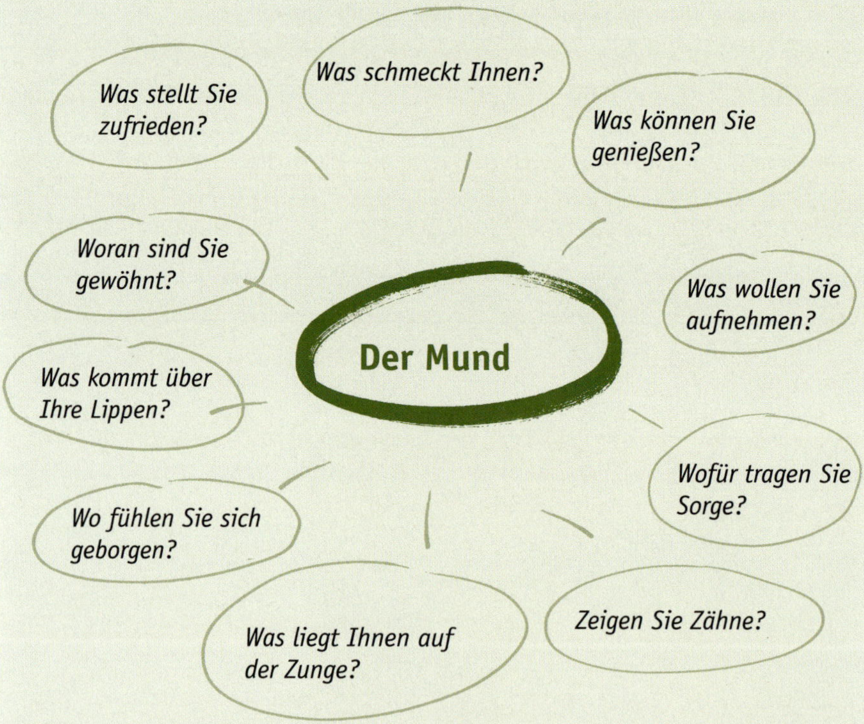

Über die bindungsenergetische Mundarbeit erfährt mein Gegenüber, welche Bedürfnisse belastend oder entlastend sind.

Wie bei jedem Einbezug des Körpers dreht sich die Intervention nicht um direkte Erfahrungsweitergabe, obwohl die Erfahrungen der Mundarbeit zu angenehmer Entspannung und Wohlbefinden führen können. Stattdessen erfahren wir die Beschaffenheit von Mund und innerem Kanal und können aus dessen Erscheinungsformen Wirkungen und darin enthaltene Informationen gewinnen. Sie bilden dann den Ausgangspunkt, um einen Zugang zum Fahrwasser des gesunden Kreislaufes zu ermöglichen. Der Aufbau einer neuen Beziehung zum „Bedürfnistrakt" des Menschen ermöglicht eine alternative Verbindung zur Fürsorgebindung. Die aus den Fürsorgebindungserfahrungen stammende Beziehungsform lässt sich dann im Laufe der Zeit ersetzen.

Eine gute Bindung zu den eigenen Bedürfnissen schafft mehr Vitalität.

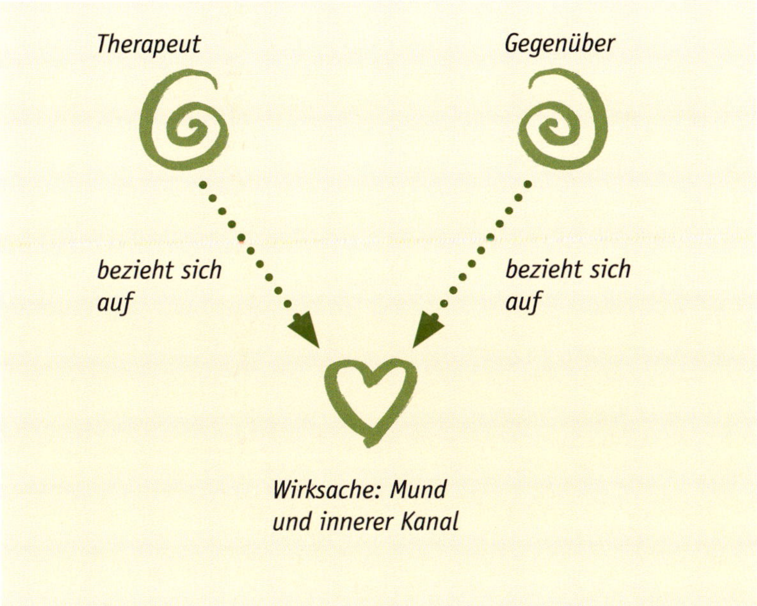

Die bindungsstiftende Therapie, die über Sprache und Hände vermittelten Emotionen, Gedanken, Gefühle, Ideen und Bilder usw., bildet also eine Beziehungsbrücke, welche positiv, sich in der Therapiesitzung entwickelnd, am eigenen Leib erfahrbar ist. Sie ist entsprechend nicht mehr nötig, wenn mein Gegenüber sich im angestrebten Fahrwasser (hier Fürsorge) befindet.

Ein weiteres Beispiel:

Dazu knüpfe ich noch einmal an das Beispiel aus dem vorigen Kapitel an. Die Frau, die über sich selber sagte sie habe *einen Sprung in der Schüssel*, hatte als prägenden Begriff für ihren geistig-emotionalen Kindheitsrahmen *das Imperium* gebildet. Dieses *Imperium* bildete also auch den Gesamtrahmen ihrer einzelnen Muster, die ich als Teufelskreise begreife. Die therapeutische Behandlung der Fürsorgebindung hatte dann folgenden Kreislauf aufgedeckt:

Teufelskreis

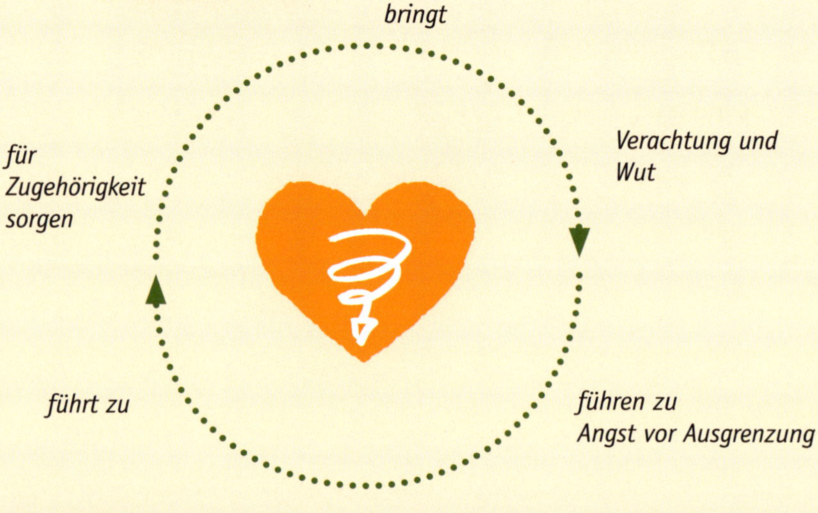

Das Bindungsbedürfnis *für Zugehörigkeit zu sorgen* wurde zu einem Teufelskreis, weil es andere Bedürfnisse in den Hintergrund drängte. Ihre Erfahrung mit Verachtung und Wut gestraft zu werden, ihre daraus folgende Angst vor Ausgrenzung aus der Familie, spiegelte sich in dem Bedürfnis für Geld sorgen zu müssen wider. Denn das „Geldverdienen" war das entscheidende Zugehörigkeitsmerkmal zu ihrer äußerst wohlhabenden Familie (also hätte sie gerade hier keinen Grund zur Sorge gehabt).

Was kann nun die Behandlung am Mund zum psychotherapeutischen Prozess beitragen? Zuerst einmal ermöglicht sie, eine Beziehung zu ganz anderen Bedürfnissen aufzubauen. Im oben genannten Beispiel erfuhren wir gemeinsam, dass ihr überragendes Bedürfnis ein Bedürfnis nach Berührung war. Erst die Bedeutung der Berührung machte den „verhungerten" Eindruck ihres Körpers verständlich. Der Zugang zum gesunden Kreislauf sorgte dann auch dafür, dass Erfahrungen von „Essen hineingestopft bekommen" zu Tage traten. Sie waren ohne Bezug und mit einem Mangel an emotionaler Zuwendung und Berührung verbunden. Ohne dass wir danach gesucht oder gefragt hätten (die Verbindung Geld – Berührung – „Essen hineinstopfen" folgt ja auch keiner gewöhnlichen Logik) bewirkte das Etablieren des gesunden Kreislaufes die Lösung der darin gebundenen Erfahrungen. Ihr gesunder Kreislauf gestaltete sich wie folgt:

Herzkreislauf

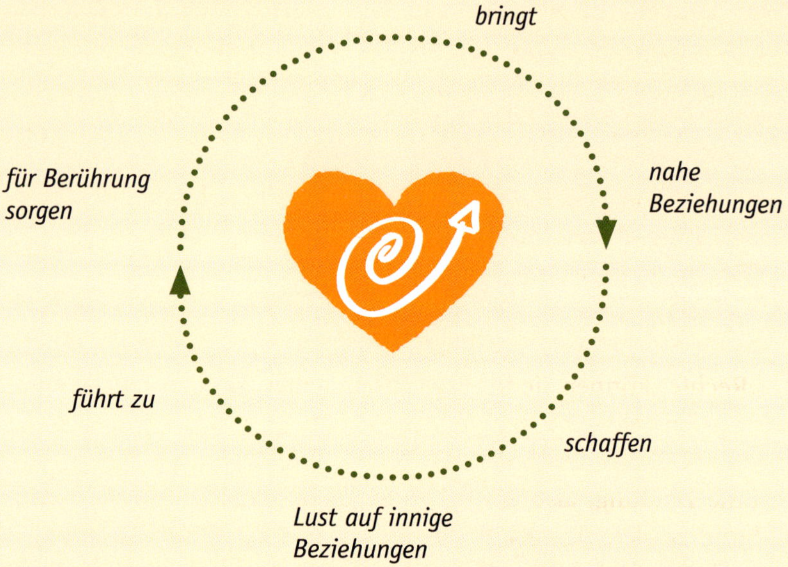

Da der gesunde Kreislauf ihr Bedürfnis nach Nähe und Beziehung stärkt, rückte ihre Familie mehr in ihren Lebensmittelpunkt. Die dadurch sich festigenden Bindungen zu ihrem Mann und ihren Kindern hatten dann wiederum zur Folge, dass sie sich von ihrem familiären Zugehörigkeitsbedürfnis (*zum Imperium*) und der Dominanz des Geldes in ihrem Leben lösen konnte. Um die innere Fähigkeit, für sich selbst zu sorgen, überhaupt entwickeln zu können, bedarf es eben der Entbindung von der elterlichen Fürsorge. Die Erfahrung, Berührung innerlich (im Mund-Verdauungstrakt) fühlen zu können, ist ein wesentlicher Gewinn, da er zur Abnabelung von alten Fürsorgemustern beiträgt.

Die Kompetenz, den eigenen Hunger und Durst identifizieren zu können, hatte einen das Wohl fördernden Einfluss. Die Stillung von Hunger und Durst wird als Lust erlebt. Weiß mein Gegenüber beispielsweise, dass der Durst nach Berührung prinzipiell gelöscht werden kann, dann ist der Durst als die Lust, berührt zu werden, im Bewusstsein. Ansonsten wird der Durst zur quälenden Belastung, die es innerlich abzuwehren gilt. Aus den Fürsorgemustern erfahren mein Gegenüber und ich auch häufig eher Bedürfnisse, die aus Mangel entstanden sind. Als Ansprüche, unerfüllbare Bedürfnisse oder vermeintliche „Rechte" können sie im Erwachsenenalter zu einer Quelle emotionalen Leides werden.

Hunger und Durst zeigen sich in der sicheren Fürsorgebindung als Lust auf oder zu etwas.

Eine Bindung, also eine grundlegende, dauerhafte feste Beziehung zu den eigenen Bedürfnissen, löst die alten Erfahrungen ab. Beinhaltet der Erfahrungshintergrund schmerzliche Verluste oder erzwungenen Verzicht, können solche Erfahrungen auf dem Hintergrund einer neu entwickelten Bedürfnisbeziehung akzeptiert werden. Ein gewichtiger Punkt, wenn mein Gegenüber bedenkt, wie nachhaltig die Erfahrungen von Ablehnung, Zurückweisung und Vernachlässigung, von Überversorgung o.ä. wirken können.

Die Kompetenzbindung

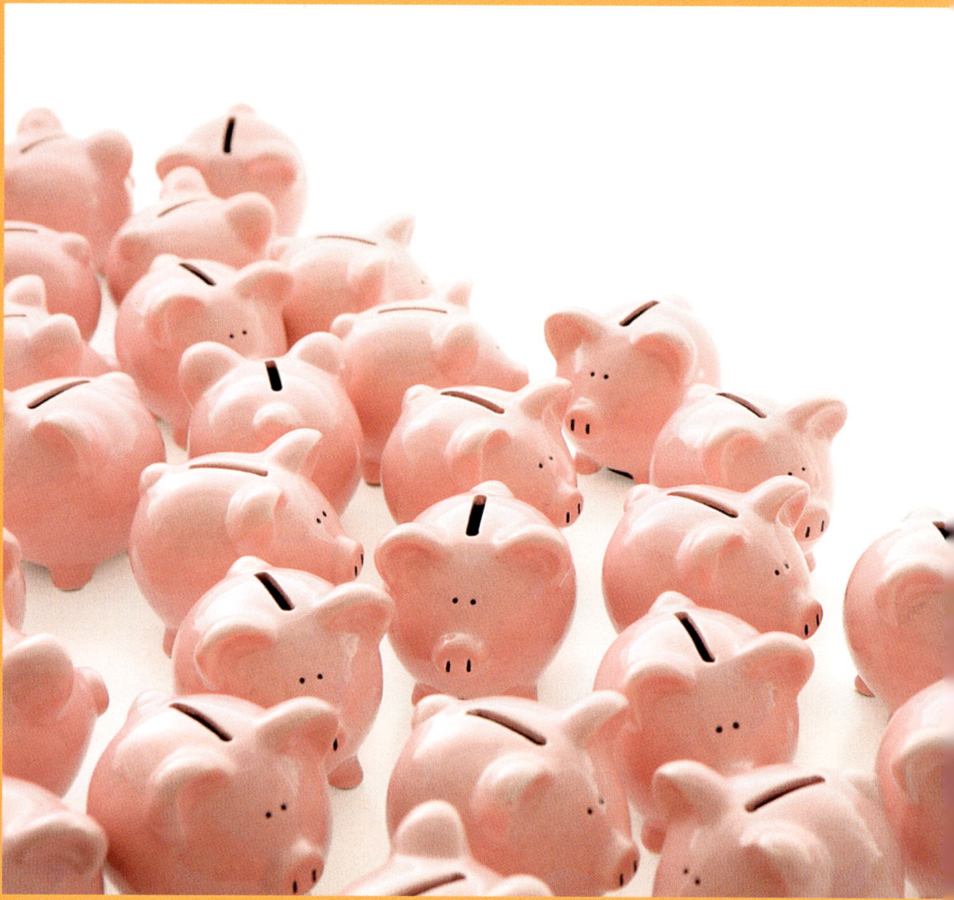

Die Stärkung der Intelligenz

Bindung ist Vermögen

Die Stärkung der Intelligenz

Die bisherigen Betrachtungen haben die Verbundenheit und psychische Stabilität in den Mittelpunkt gerückt. Aber Menschen gewinnen aus Bindungen nicht nur Halt, Sicherheit und Orientierung. Mit der Kompetenzbindung komme ich darauf zu sprechen, dass Bindung einen Prozess des Bindens und Lösens umfasst.

Durch die prägenden Beziehungserfahrungen, durch den Gedankenaustausch und die vermittelte Mentalität, sowie durch die gewährleistete Fürsorge, führt der Bindungsprozess zum Erwerb von Vermögen. Ein Vermögen, welches aus handwerklichen Fertigkeiten und geistig-emotionalen Fähigkeiten besteht. Es ist dieses Vermögen, aus dem alle Menschen neue Möglichkeiten schöpfen. Für das Lösen aus Bindungen ist der Erwerb von Fähigkeiten die notwendige Voraussetzung. Eigene Fähigkeiten zu besitzen, ermöglicht es, sich freiwillig auf Bindungen einzulassen und sie nicht aus existentieller Not zu benötigen. Bekanntlich ist es das Gefühl des Angewiesen- oder gar Ausgeliefertseins, welches Menschen Bindungen oft als Abhängigkeit und negativ erlebte Gebundenheit erfahren lässt. Um die Kompetenzbindung als Kraft zu verdeutlichen, auf die dann psychotherapeutisch Einfluss genommen wird, habe ich den Begriff der **Schaffens- bzw. Lösungskraft** geprägt. Möchte ich eine Bindung zur Kompetenz meines Gegenübers aufbauen, halte ich danach Ausschau, was er oder sie zu lösen und damit zu schaffen in der Lage ist. Auch frage ich mich, was denn der- oder diejenige zu lösen versucht? Liegt hier auch tatsächlich die Lösung? Welche Wirkung hat das Herbeiführen von Lösungen, also **die Anwendung der eigenen**

Intelligenz? Ist mein Gegenüber erschöpft, weil es zu keiner Lösung kommt? Ist mein jeweiliges Gegenüber kreativ und schöpferisch? Noch genauer: Wobei ist er oder sie schöpferisch und kreativ?

Die therapeutische Wirkung, die im Zusammenhang mit der Kompetenzbindung beschrieben wird, ist durch die Beeinflussung der Lösungskraft bzw. der Intelligenz zu erzielen. Die therapeutische Wirkverbindung sieht also folgendermaßen aus:

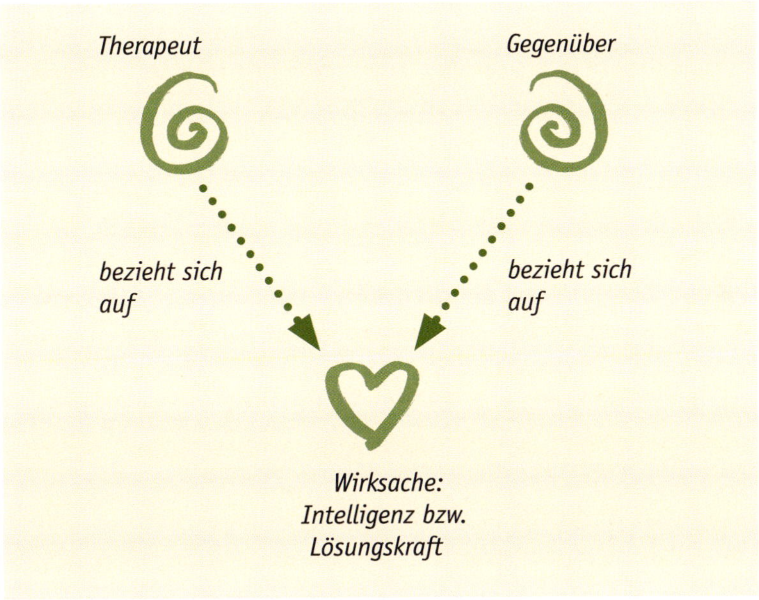

Wie steht es um die Verbindung zur Intelligenz? Mein jeweiliges Gegenüber kommt zu mir mit den vielfältigsten Erfahrungen von Anforderungen, Über- oder Unterforderungen, die an ihn oder sie gestellt wurden. Ich erfahre im Rahmen der Kompetenzbindung nicht mehr nur, was ein Mensch notwendigerweise braucht, ich erfahre auch, welche Fähigkeiten und Fertigkeiten entwickelt wurden und ob sie unter Freiwilligkeit oder Zwang entstanden. Ich erfahre, welche Anforderungen jemand an sich selbst stellt und ob dies dem Wohlbefinden dient oder nicht.

Grundsätzlich stellt die Kompetenzbindung mein Gegenüber und mich vor die Aufgabe, aus den vorhandenen Möglichkeiten etwas zu machen. Logischerweise brauchen wir dafür die Kraft und die Kenntnis der jeweiligen Möglichkeiten. Es ist die Kreativität, die Wandelbarkeit der Wahrnehmung, die hier ihren Ursprung findet.

Von Bedeutung ist der Kreativprozess innerhalb der Psychotherapie besonders dann, wenn die Beschneidung von Freiheiten, das Abtun oder Verbieten ungewöhnlicher Ideen, Verhaltensweisen oder Strategien zur Unterdrückung der Wahrnehmungsmöglichkeiten geführt haben. Eingefahrenheit kann darauf basieren, dass die Wahrnehmung vorgeschrieben wurde.

Das menschliche So- oder Anderskönnen wird nicht zugelassen. Die Behandlung von Wahrnehmungsstörungen umfasst natürlich ein großes Gebiet der Psychologie. Generell stärkt eine gute Kompetenzbindung die eigene Wahrnehmung und deren Möglichkeiten. Die Selbstwahrnehmung kann so zur Grundlage des Selbstvertrauens werden. Leider können Erfahrungen aber auch

Wie steht`s um Ihre Schaffenskraft?

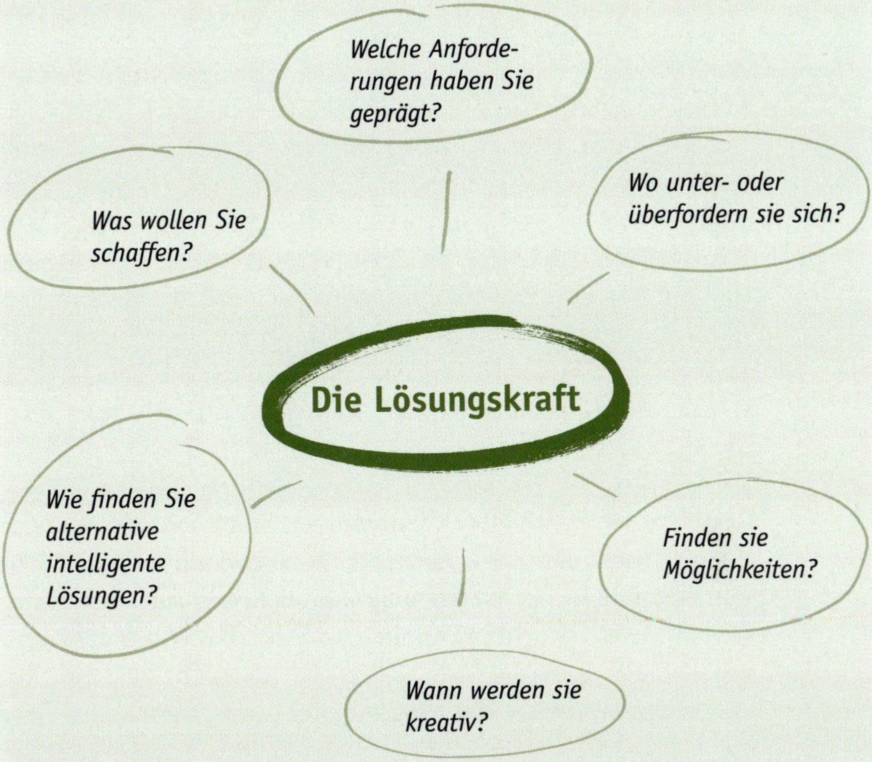

Die Lösungskraft der Intelligenz verbessert die Kreativität.

zu einer „Eingefrorenheit" der Wahrnehmung führen, die den Gestaltungsspielraum erheblich minimieren. Eine negative Kompetenzerfahrung stellt sich insbesondere dann ein, wenn die Wahrnehmung von Gefühlen als „Zuviel", „Schaffe ich nicht", „Ich bin völlig geschafft (fertig davon)" erscheinen.

Ich selbst stand – bei der Handhabung der Kompetenzbindung – vor der Frage: Wie stärke ich nun die Kraft der Kompetenz meines jeweiligen Gegenübers? Die Frage wurde, wie auch alle anderen wesentlichen Punkte, im Verlauf der Behandlung nicht theoretisch beantwortet, sondern durch die Ergebnisse, welche mir der Herzzugang zu der jeweiligen Aufgabe präsentierte. Hatte mir und meinem Gegenüber der Herzzugang bisher einen Einblick ins Selbsterleben gegeben, offenbarte sich nun – als Gegenpol zu der Wahrnehmung starker emotionaler Zustände – ein Zugang zur menschlichen Intelligenz. Den Begriff „Intelligenz" benutze ich hier im Zusammenhang einer gelungen, konkreten Anpassung an Situationen und Gegebenheiten. Der Herzzugang zur Intelligenz sorgte in der Behandlung für Ruhe und Neutralität, die ich als Grundlage für die Distanzschaffung, als ein „Abstandnehmen" nutzte. „In der Hitze des Gefechts" war es mir und meinem Gegenüber möglich, die jeweilige Wahrnehmungssituation „festzuhalten", zu betrachten und dann aus dieser „Herzintelligenz" heraus neue Informationen im Kopf zuzulassen. Diese Informationen nannte ich folglich Herzintelligenzinformationen, deren Ausmalen im Kopf zur Möglichkeit einer anderen Wahrnehmung führt.

Diese Informationen **zu hören**, sich daraus ein Bild zu machen und neue Gedanken und Handlungen in Erwägung ziehen zu können, stärkt die eigene Kompetenz. Das Hören und Erkennen der Herzstimme bildet für mich den Kern dessen, was ich bis heute unter „auf das Herz hören“ verstehe. Insbesondere den spontan auftauchenden, krankmachenden emotionalen Leidenszuständen kann und konnte ich so wirksam und lösend entgegentreten. Die Stärkung der Intelligenz, verstanden als Lösungskraft, wird in der bindungsenergetischen Psychotherapie sowohl zur Quelle von neuen Lösungen, als auch zur Kraft der Auflösung alter emotionaler Zustände.

Tief im Herzen findet sich der Zugang zur menschlichen Intelligenz.

Für konkrete Probleme finden sich so konkrete Antworten. Mein Gegenüber möchte beispielsweise den Wohnort wechseln. Dazu sagt vielleicht der Verstand, der die Sache abwägt: Mancherlei spricht dafür und mancherlei dagegen. Mein Gegenüber kann sich zu keinem Entschluss durchringen. Das Gefühl ist uneindeutig. Er ist gefühlsmäßig hin- und her gerissen. In einem solchen Fall kann die Herzintelligenz Informationen bringen, welche eine Entscheidung herbeiführen. Diesen Informationen vom Herzen zu trauen, schafft meinem Gegenüber einen zusätzlichen Verbündeten in der Realitätsbewältigung. Herz und Verstand können so zusammenspielen. Die Erfahrung lehrte mich und mein jeweiliges Gegenüber, dass die Herzinformationen, die zur Lösung eines Problems führten, eine Auflösung zur Folge hatten. Die Auflösung führte dazu, das Problem nicht mehr im Kopf zu haben.

Intelligente Lösungen machen den Kopf frei.

Die Fähigkeit, sich zu lösen und Lösungen zu entwickeln, bildet die Grundlage, um sich organisch von Gebundenheiten zu trennen. Der bindungsaufbauende Prozess erweist sich als zunehmende

Erweiterung dessen, was ein Mensch schaffen kann. Er lässt auch die Grenzen erfahren, die bestimmen, was ein Mensch zu schaffen in der Lage und bereit ist. Erst die Sicherheit in Bezug auf unsere Intelligenz bzw. Lösungskraft macht Bindungen zum Vergnügen statt zum abhängigen Verhängnis.

Interessanterweise spricht die Informationsquelle der Intelligenz eine allgemeingültige Sprache. Vergegenwärtigt man sich die Problemsituation, dann sind die dazugehörigen intelligenten Informationen – unabhängig von der Person – gleich. Die Wirkung auf mich und mein Gegenüber besteht dann darin, dass wir leichter auf die Verlässlichkeit und Schlüssigkeit der Lösungen vertrauen können. Im Therapieprozess ist es im weiteren Verlauf leichter und leichter zu unterscheiden, wann jemand diesen Informationen und damit dem Herzen folgt und welche Informationen aus erlernten Strategien, früheren Entscheidungen und Erfahrungen stammen. Die Folge ist, dass automatisierte Muster hinterfragt und geprüft werden. Es setzt ein Reflexionsprozess ein, der die neuen Herzinformationen im Kopf abgleicht und einbaut, so dass Herz und Verstand in Einklang kommen können. Ist die Kompetenzbindung dagegen schwach, besteht also kein guter Zugang zu der emotionalen, lösenden Intelligenz, hängt alles alleine vom Verstand ab. Die Gebundenheit an die Kompetenzbindung bleibt bestehen und mein Gegenüber macht wiederholt die Erfahrung, dass er keine eigenen Lösungen zu Stande bringt.

Die Nutzung der Herzintelligenz

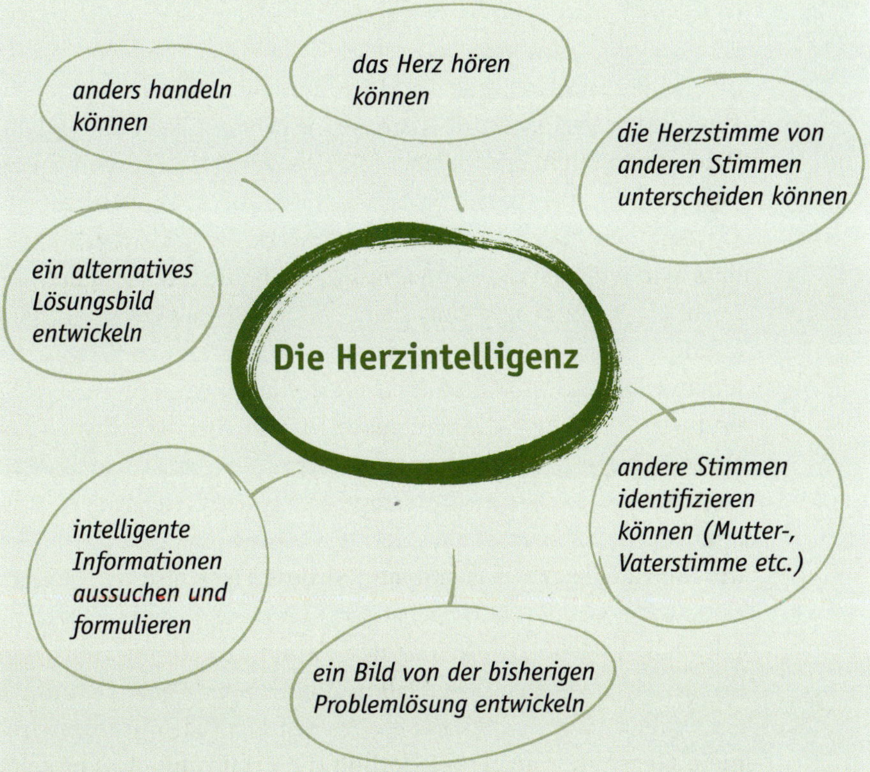

Die Bindung zur Intelligenz erweitert die Fähigkeit, kreative Lösungen zu finden.

Beispiel

Ich denke an eine Frau, die aus einer hochbegabten Familie stammt, in der ein elitäres Bewusstsein von Bildung und Wissen bestand. Auf Grund verschiedenster Vernachlässigungen durch die Eltern ist sie gegenüber ihren Geschwistern früh in eine verantwortliche Position der Fürsorge gekommen. Eine Position, mit der sie verständlicherweise überfordert war. Ihr wurde hinsichtlich ihrer Fähigkeiten vermittelt, dass sie „keine Ahnung hat". Aus diesen, sich wiederholenden Erfahrungen angeblich „keine Ahnung zu haben", bildete sich ein Kompetenzmuster. Die permanenten Wiederholungen waren begleitet von Ungeduld und der Angst, von den Erziehungspersonen fallen gelassen zu werden. Das Kompetenzmuster ließ sich im Satz *unbedingt sofort können müssen* zusammenfassen. Dieses Muster produzierte nicht nur Schrecken und Zeitnot, es sorgte auch dafür, sich wiederum in eine ungünstige Position zu manövrieren, die es schwierig machte, sich neue Kompetenzen anzueignen. Im bindungsaufbauenden Verlauf zur Kompetenzbindung fanden wir heraus, dass *im eigenen Sinne schaffen* (mit den dazugehörigen jeweiligen Informationen), ihr einen neuen und anderen Zugang zur Kompetenz ermöglichte. Wie sich zeigte (sie stammte ja aus dieser hochbegabten Familie) verfügte sie über beträchtliche Kompetenzen, die sie dann auch in eine leitende Position gebracht hatten. Im Verlaufe einer Behandlung erfährt mein jeweiliges Gegenüber also sowohl die Erfahrungswelt, als auch den sicheren Zugang zur Kompetenzbindung, über die Stärkung der Intelligenz. Schematisch stehen sich der gesunde Kreislauf und der Teufelskreis so gegenüber:

Die bindungsenergetische Therapie bestimmt das Schaffensmuster.

Die bessere Bindung zur Lösungskraft sorgt für vermehrte Schaffenskraft.

Teufelskreis

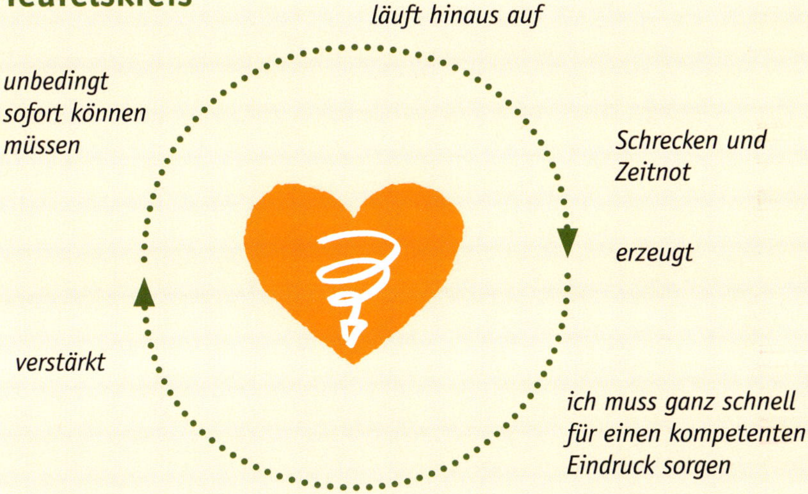

Der Teufelskreis zeigt, dass ihre Erfahrungen (welche mit Ungeduld, Schock und Entsetzen verknüpft waren) erst dazu führten, dass sie, innerlich gesehen, keine Zeit für die Entfaltung der eigenen Kompetenz hatte.

Herzkreislauf

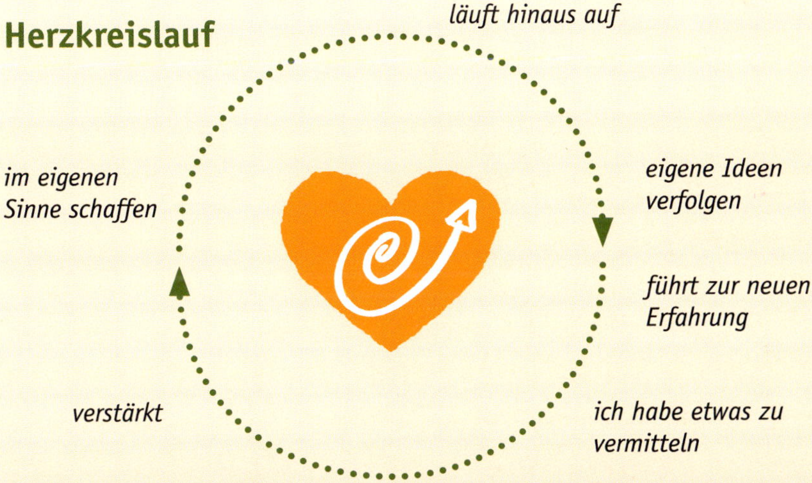

Der neue Kreislauf ermöglichte ihr dann, sich die Zeit und Ruhe zu nehmen, eigene Ideen (ein Ausdruck von Kreativität) zu entwickeln, in sie Vertrauen aufzubauen und sie dann konsequent zu verfolgen. Ihre Begabungen konnten auch erst dann zur Entfaltung kommen.

Der Aufbau von Kompetenzen betrifft selbstverständlich alle hier beschrieben Bindungsdimensionen, wie überhaupt alle Dimensionen in jeder einzelnen wiederum zum Vorschein kommen. Das stellt mich vor die therapeutische Aufgabe, mir in jeder Therapiesitzung die aktuell führende Bindungsdimension zu vergegenwärtigen. Die Kompetenzbindung bietet nun einen Schlüssel zu dem, was jemand vermag und was nicht. Sich im Bereich des „für mich lösbaren" aufzuhalten (und mich sonst an andere zu wenden), hat dann wiederum einen herzstärkenden Rückkoppelungseffekt. Der Herzzugang zur Intelligenz bzw. Lösungskraft ermöglicht ebenfalls ein gelösteres Herangehen an Schwierigkeiten aller Art.

Der ausschlaggebende Faktor, d.h. die Vorraussetzung, intelligente Informationen auch zu nutzen, besteht darin, sie auch zu hören bzw. sie auch zur Kenntnis zu nehmen. Was aber, wenn die Ohren „taub" sind für die vom neutralen Herzen kommenden Informationen? Was ist, wenn mein Gegenüber nicht auf Distanz zu sich selber gehen kann und die jeweilige Sache nicht in einem übergeordneten Zusammenhang betrachten mag? Auch hier erweist sich für mich die Erweiterung der Psychotherapie durch den Einbezug des Körpers als Schlüssel. Auch die Ohren können in einer Hörerfahrungswelt gebunden sein. Bei jedem Gespräch

Behandlungsform: Wirkinformationsfluss zu den Ohren

nutzen Therapeuten selbstverständlich das Ohr ihres Gegenübers als Vermittler. Wie sieht die Sachlage aus, wenn mein Gegenüber für bestimmte Dinge taube Ohren hat und dies vielleicht nicht einmal wahrnehmen kann, obwohl es ihm zu diversen Gelegenheiten gespiegelt wurde? Allgemeiner gesagt, was ist, wenn die bisherigen Hörerfahrungen die **Fähigkeit** zu hören beeinträchtigt haben?

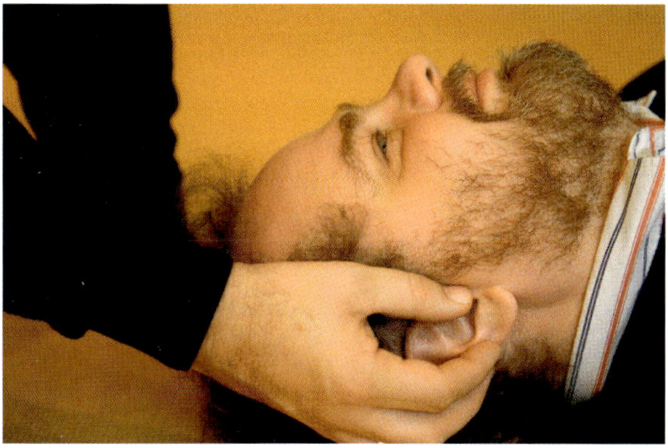

Die Lösung sieht so aus: Meine Finger versuchen die Ohren meines Gegenübers so zu ertasten, dass die Berührung als angenehm empfunden wird. Über den direkten Kontakt zu den Ohren beziehen mein Gegenüber und ich uns konsequent auf Informationen und Wirkungen, die das Hören selbst betreffen (und nicht den Inhalt des Gehörten). Das Prinzip „Was ist hier die Erfahrungswelt und nach welchem Muster wird sie erzeugt?“ gilt auch hier.

Die Behandlung der Ohren

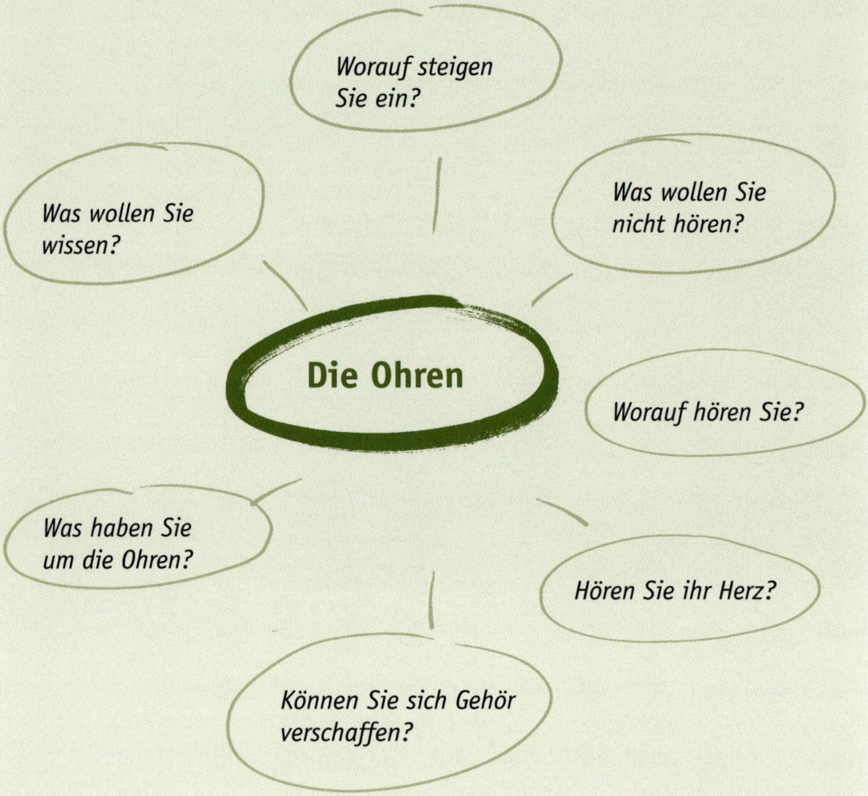

Die Ohrbehandlung öffnet die Ohren für die Stimme des Herzens.

Beispiel

Ein Mann, dessen Lebensgeschichte unter anderem dadurch geprägt war, dass er nur schwer Anschluss an die Menschen halten konnte, mit denen er zusammenarbeitete, kommt mir hier in den Sinn. Trotz seines Engagements fiel er von Zeit zu Zeit aus dem Team heraus. Die Kollegen erlebten ihn so, dass auf seine Kompetenz kein Verlass war. Auch war für sie schwer einzuschätzen (wie auch für den Mann selber), über wie viel Sachkompetenz er eigentlich verfügte. Entsprechend litt er häufig an Einsamkeit und fühlte sich isoliert. Im Gespräch fand ich mich oft in die Position hineinversetzt, mich plötzlich einer Wand von Taubheit gegenüber zu sehen. Der direkte Kontakt zu den Ohren ermöglichte es uns beiden, nähere Kenntnis von der Taubheit zu erhalten. Durch die direkte Ohrarbeit war es möglich, das zu Grunde liegende Hörmuster von meinem Gegenüber selber bestimmen zu lassen. (Er musste also nicht auf mich hören!) Über den Informationsaustausch in dem jeweils gewählten Bezugsystem (hier eben die Ohren), wurde mein Gegenüber in die Lage versetzt, das jeweils vorliegende Muster selber in Worte zu fassen. Auf Grund seiner Identifikation mit einem bestimmten Bild von Männlichkeit bestand sein oberstes Ziel darin, „bei der Arbeit gut dazustehen“. Auf das Hören wirkte sich dieser Umstand so aus, dass er oft nicht hinhörte; man könnte auch sagen, *er hörte weg*. Ohne weiter in die Geschichte einzusteigen, lässt sich der wiederholende höremotionale Kreislauf schematisch so darstellen:

Teufelskreis

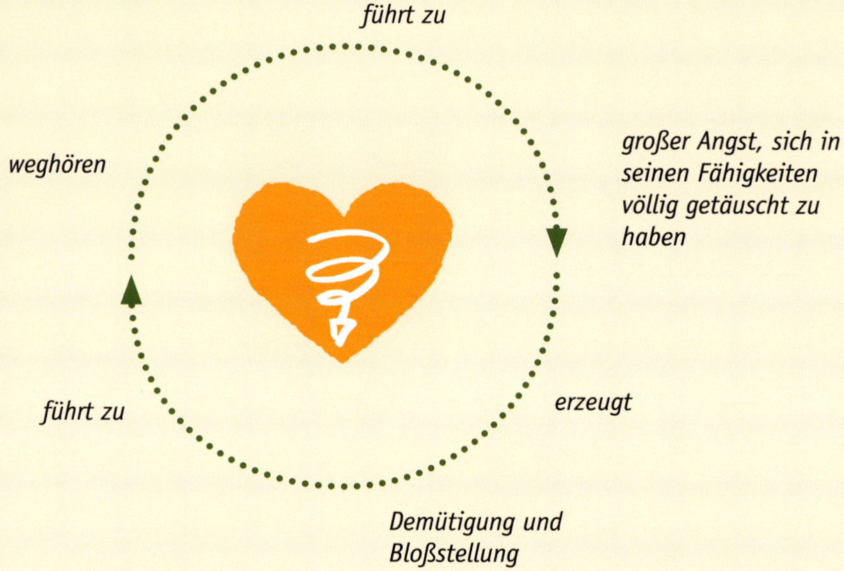

Die in dem Kreis beschriebene Hörerfahrung war wesentlich durch Schreierfahrungen aus verschiedensten Zeiten seines Lebens zu diesem Muster verdichtet worden. Gleichzeitig blieben diese Emotionen an das *Weghören* geknüpft. Das *Weghören* führte an seiner Arbeitsstelle dann dazu, dass ihm und den Kollegen der Glaube an seine Kompetenz verloren ging. Da er hörmäßig oft nicht präsent und nicht wirklich in Kenntnis gesetzt war, wurden alte, emotionale Erfahrungen, für das Nicht-Können angeschrieen zu werden, sich dadurch beschämt und gedemütigt zu fühlen und dadurch selber irgendwann wütend zu werden, innerlich aktiviert.

Diesen inneren emotionalen Ablauf wollte er verständlicherweise ebenfalls nicht zur Kenntnis nehmen. Leider wurde damit das *Weghören* wieder gestärkt. Das *Weghören* wirkte sich dabei nicht nur auf seine Mitmenschen aus. Auch bei Herzinformationen, die er durchaus gelernt hatte zu identifizieren, hörte er weg, statt sie zur Kenntnis zu nehmen. Nun musste der gesunde Kreislauf Abhilfe schaffen:

Herzkreislauf

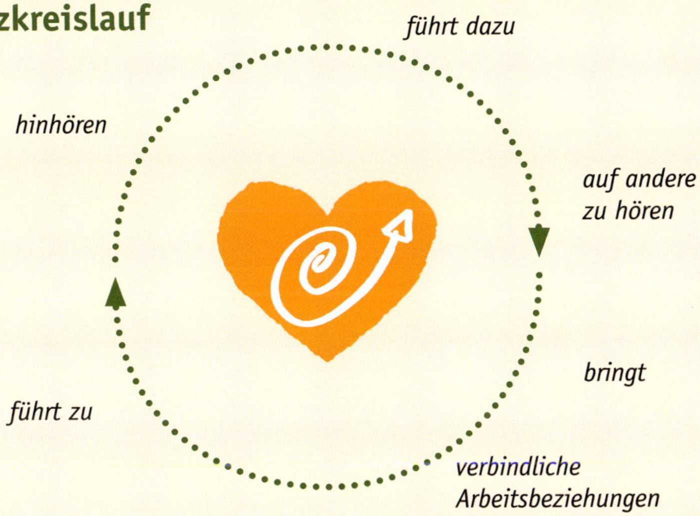

Während der Teufelskreis dazu führte sich auszuschließen, ermöglichte die Hörerfahrungswelt, die sich aus dem *Hinhören* entwickeln konnte, stabile Arbeitsbeziehungen aufzubauen. Darauf aufbauend konnte er sich wiederum vom Teufelskreis lösen. Der neue Ablauf des Hörens erleichterte es ihm, eine konstante Beziehungsaufnahme im Sinne des *Auf-andere-hören-könnens*

einzugehen und nicht als uneinschätzbarer Autodidakt in seiner Arbeitswelt zu gelten. Durch die Hörbeziehung war erst wirklich die Voraussetzung geschaffen, tiefer in die Thematik seiner Arbeitsstelle einzusteigen. Erst damit entstand das Vertrauen in die eigene Kompetenz.

Der beschriebene Zusammenhang lässt sich wie folgt darstellen:

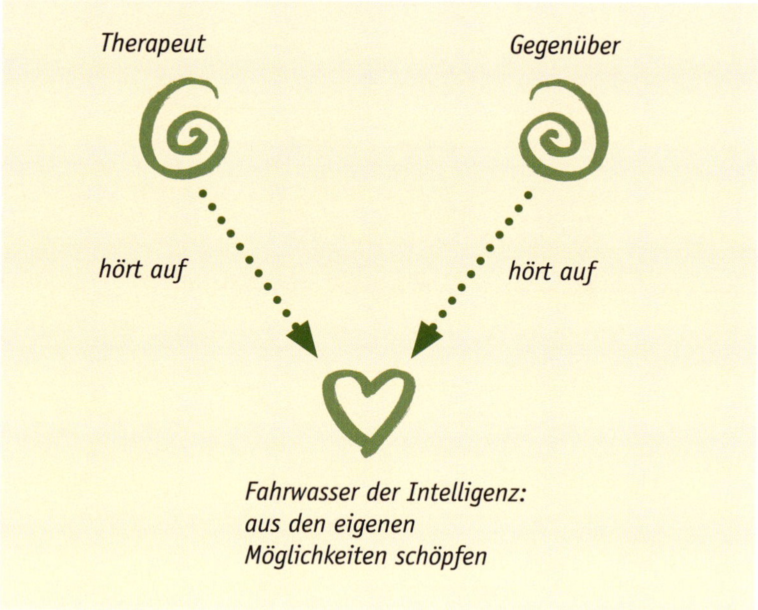

Die verbesserte Wahrnehmung der eigenen Möglichkeiten erlaubt es, „mehr zu schaffen". Mein Gegenüber macht buchstäblich mehr möglich. Die Gebundenheit der Wahrnehmung änderte sich dann wie folgt:

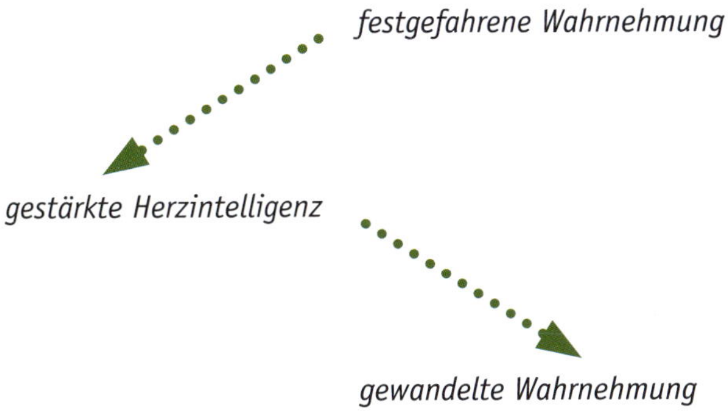

Die herzintelligenten Lösungen führen zu einer gewandelten Wahrnehmung.

Die verbesserte Kompetenzbindung bewirkt hier eine größere Flexibilität der Wahrnehmung. Daraus erhält mein Gegenüber mehr Kreativkraft. Das Herz meldet sich, wenn es gelingt zu sich selbst Abstand zu nehmen und den Eingebungen aus einer neutralen Ruhe heraus zu lauschen, in Form von fast geflüsterten Sätzen. Entsprechend ist die Therapie der Kompetenzbindung auch als eine Kurzzeittherapie zu verwenden, wenn mein Gegenüber eine Lebenssituation nicht auflösen kann oder eine wichtige Lebensentscheidung nicht zu treffen vermag. Das Lösen-Können bewirkt Erleichterung und macht froh.

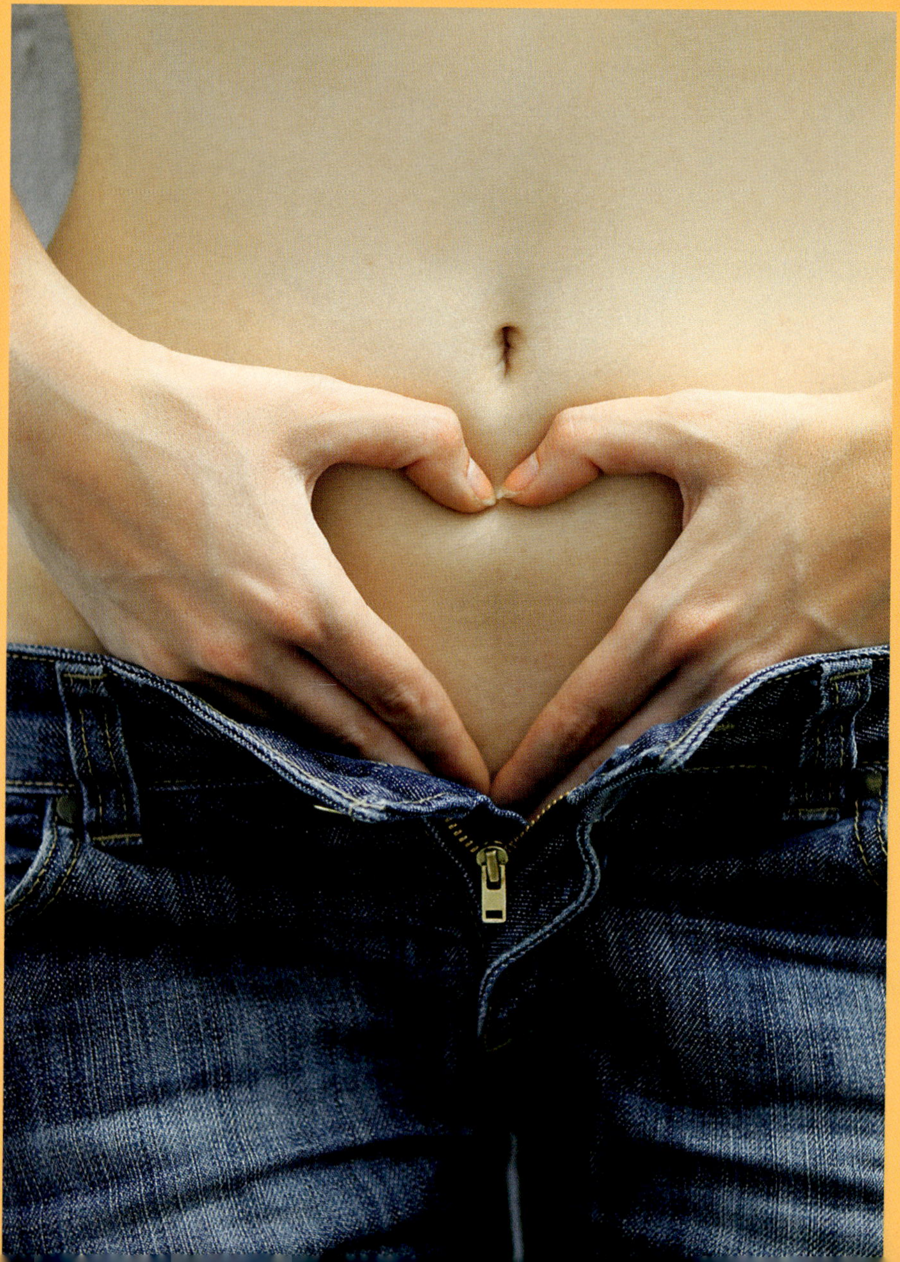

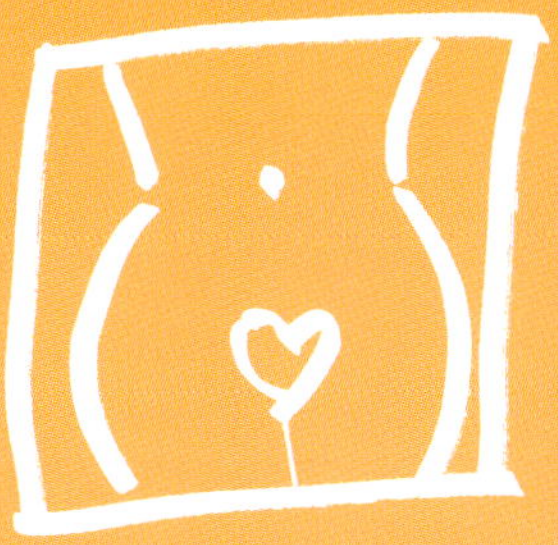

Die Stärkung der Kommenskraft

Bindung ist Gefühl

Die Stärkung der Kommenskraft

Beim Lösen bzw. Entbinden von psychischen Mustern treten Emotionen auf. Naturgemäß sind Gefühle, die „hochkommen“ können, intim. Die Welt der Gefühle, die den Körper und die Sexualität mit einschließen, schauen mein Gegenüber und ich uns näher an, wenn der Umgang mit Gefühlen oder die Verletzung von Gefühlen den therapeutischen Schwerpunkt bilden. Die hier betroffene Dimension von Bindung nenne ich Intimbindung. Sie weist auf die Innigkeit und Vertrautheit hin, die für eine Psychotherapie kennzeichnend ist. Früher oder später werden mein Gegenüber und ich mit verborgenen Gefühlen konfrontiert. Bindung, als emotionales Band verstanden, ist im Kern ein Gefühlsprozess. Sich körperlich und psychisch wohlfühlen, ist das angestrebte Therapieziel. Es versteht sich von selbst, dass die Handhabung von starken Emotionen Feingefühl, Mut und Respekt (wie auch alle anderen Bindungsqualitäten) erfordert. So gesehen ist es auch verständlich, dass zumeist erst nach dem Aufbau einer stabilen Beziehung, nach der Stärkung der psychischen Ressourcen und der daraus folgenden verbesserten Gesamtverfassung, solche starken Emotionen gehäuft auftreten können. Zunehmend kommen auch Expansion und Neugier ins Spiel. Es kristallisiert sich heraus, wie mein Gegenüber gelernt hat, sich erstens selbst emotional zu bremsen. Und zweitens wie er oder sie gelernt hat, „ungeliebte“ Gefühle zu bremsen und zu unterdrücken.

Die Gefühle (die sich natürlich auch direkt auf den Therapeuten richten können) kommen im Intimbindungsprozess mit viel Power zu Tage, wie überhaupt mein Gegenüber „mehr aus sich heraus geht", wenn die Bremsungen nachlassen. Erst jetzt, wenn diese von mir als **Kommenskraft** bezeichnete Kraft in die therapeutische Wirkverbindung tritt, ist der Kraft- und Informationsaustausch vollständig. Einerseits hat die Kommenskraft eine Beziehung zur Sexualität (so dass wir auch von Sexualkraft sprechen könnten). Andererseits geht sie in ihren Erscheinungsformen, die mein Gegenüber erfährt, weit über den üblichen Sexualbegriff hinaus. Etwa beim „In-Bewegung-Kommen", „Aus-sich-heraus-Kommen", „In-Fahrt-Kommen", „Zu-sich-Kommen", „Zur-Besinnung-Kommen" usw. Der übliche Sprachgebrauch des deutschen Wortes „kommen" vermittelt zutreffend die Vielgestaltigkeit der Kommenskraft als Kraft der Emotionen. Da die Kraft der Emotionen im Bauch zu finden ist, gesellt sich zum Kopf und zum Herzen ein drittes Zentrum hinzu.

In der Intimbindung entfaltet sich die Kommenskraft. Sie ist die Kraft der Emotionen.

In der bindungsenergetischen Psychotherapie ergibt sich nun also ein Modell mit drei Kraft- bzw. Informationszentren: dem Kopf, dem Herzen und dem Bauch. Sie beeinflussen sich wechselseitig und werden vom Gehirn koordiniert. Im Zusammenhang mit dem hier vorgestellten Verständnis von Bindung ergibt sich folgendes Schema:

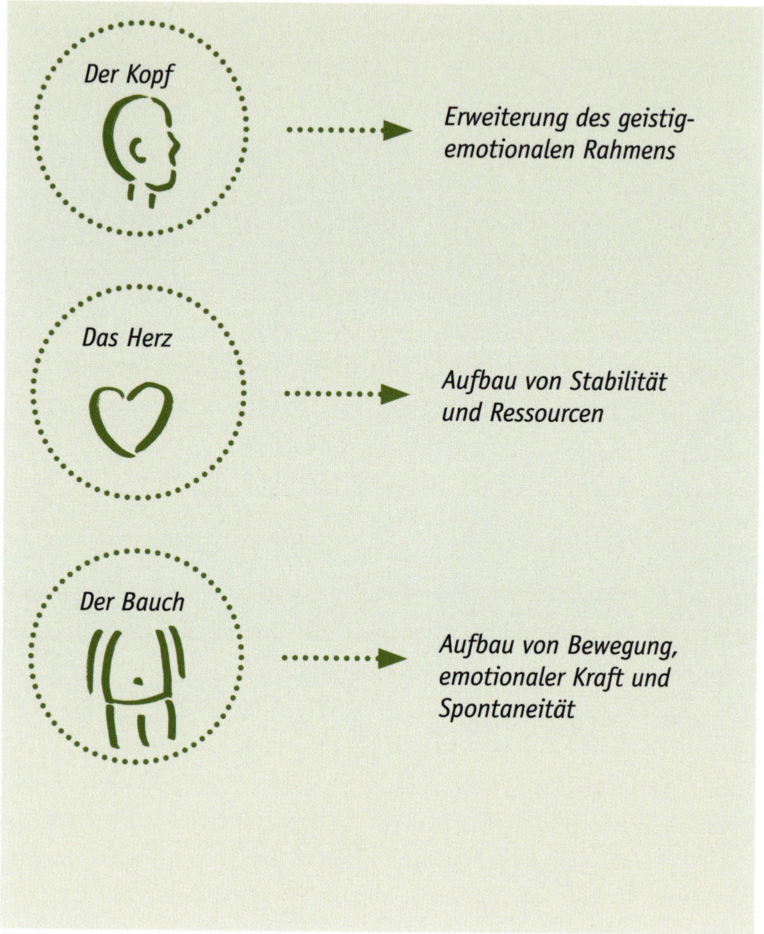

Die so genannte Kommenskraft stärken, heißt also den Bauch, die psychische Verdauung, den körperlich emotionalen Bezug und die Spontaneität zu stärken.

Gleichzeitig treten die „Bremsen" stärker hervor. Insbesondere das Bremsen von Lust, an die sich auch prägende Erfahrungen und Probleme (etwa sexuelle Übergriffe, Lustlosigkeit oder ödes Erleben) knüpfen, ist hier hervorzuheben. Die Prägung der Bauchwelt (mit ihren starken Impulsen) ist die jeweilige moralische Prägung, die ein Mensch im Laufe seines Lebens erworben hat. Erfahrungen der Verurteilung, der Verletzung und des Missbrauches von Intimität kommen zum Vorschein, wenn die moralischen Bremsungen sich lösen.

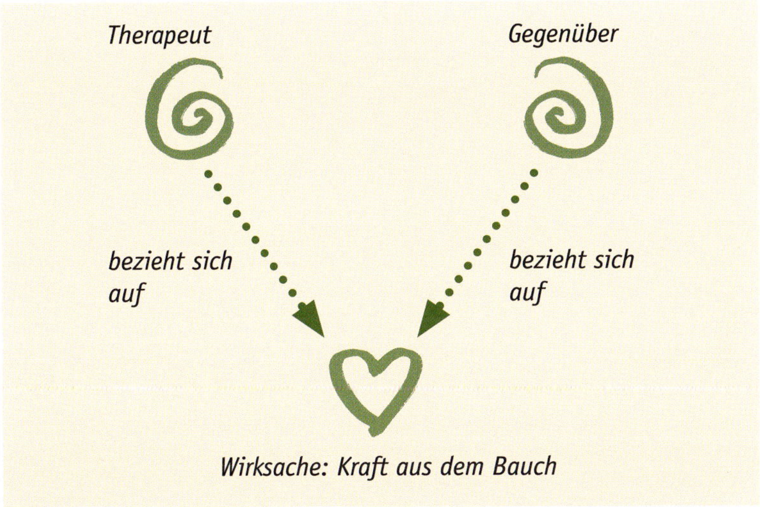

Mein Gegenüber lernt also beim Aufbau der Kommenskraft die eigene moralische Prägung kennen. Der Aufbau von Bewegungsfreude, besserem Körperempfinden und der sichere Umgang mit Gefühlen stehen hier im Zentrum der Therapie. Kann mein Gegenüber sich vergnügen? Ist Spontaneität eine Freude? Oder ist sie unter Kontrolle?

Beispiel

Ich möchte mein Beispiel von der Frau aus der begabten Familie aus dem Kapitel über Kompetenzbindung noch ein Stück weiter verfolgen. Bei der Gelegenheit möchte ich noch erwähnen, dass bereits ihre Eltern durch eine Eliteschule in der ehemaligen DDR geprägt wurden. Auf Grund dieser Erfahrung, die hervorhebt, wie wichtig es war, über fundierte Kenntnisse zu verfügen, wirkte sich die Prägung der Kommenskraft insbesondere auf die Sprache aus. Entsprechend war die Kommenskraft in der Sprache aktiv und gebunden. Die Situation war folgende: Auf Grund der Erwartung, sich kompetent äußern zu können, musste spontan etwas Gescheites zum Besten gegeben werden. Doch gerade diese Situation ließ sie blockieren. Ihr Kommensmuster ließ sich dann auch mit den Worten zusammenfassen: *da muss noch was kommen*. Die Folge davon war, dass sie in ähnlichen Situationen entweder nichts sagte, oder, unbedingt und viel zu schnell, alles mögliche zur Sprache brachte. Im Teufelskreis sah dieser Vorgang schematisch so aus:

Teufelskreislauf

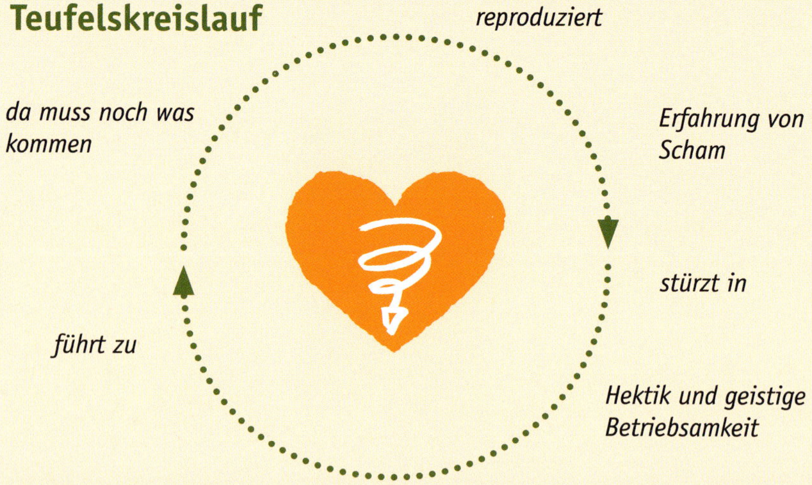

Dieser Teufelskreis verleitete sie dazu, sich um Kopf und Kragen zu reden. Dies bewirkte wiederum bei ihrem Gegenüber oft Unverständnis und Stirnrunzeln. Das verleitete sie wiederum dazu, mit noch mehr Wissen zu kommen. Diese Gebundenheit ans Wissen und der daraus folgende Austausch versetzte alle Beteiligten in Stress. Ihre Impulsivität gereichte nicht zur Freude. Anders dagegen der gesunde Kreislauf.

Die bindungsenergetische Psychotherapie bestimmt das Kommensmuster.

Herzkreislauf

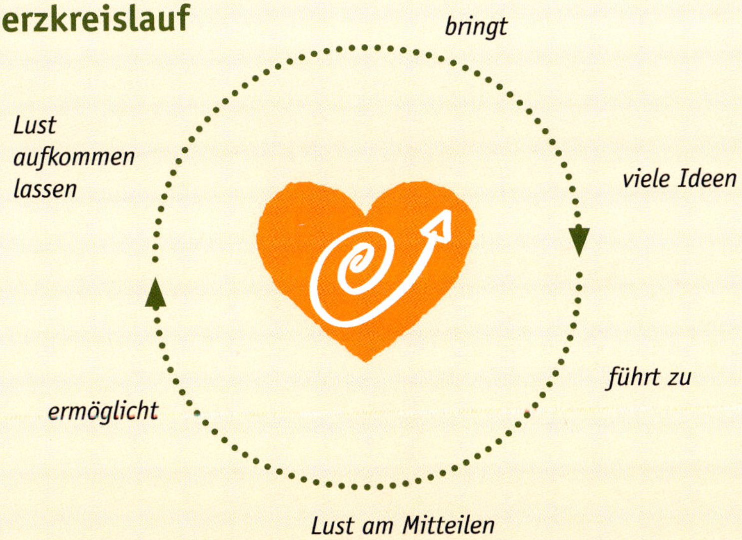

Ihre spritzige Art und ihr gewinnendes Wesen konnten sich in der Welt des *Lust-Aufkommen-Lassens* entfalten. Insbesondere ihr Mitteilungsbedürfnis weckte große Freude am Austausch. Während also der Teufelskreis eine Wissenskontrollsituation wiederholt, führt der gesunde Kreislauf zu einem lebendigen

Austausch. Hier war es insbesondere das Gespräch, mit welchem ich ihr ermöglichen wollte, langsam, im Takt ihrer Mitteilung zu kommen.

Die Entfaltung der Kommenskraft

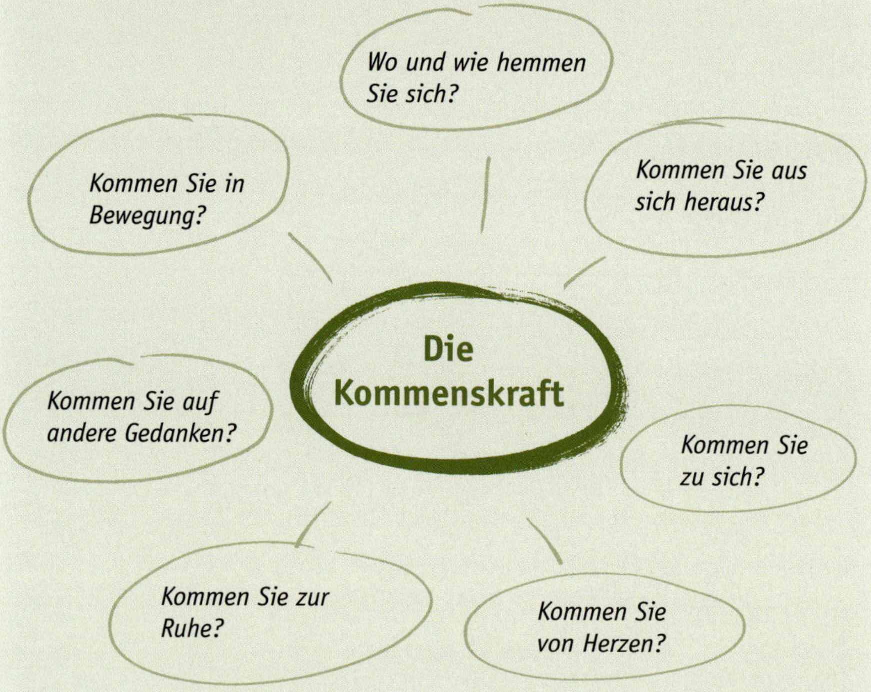

In der bindungsenergetischen Psychotherapie entfaltet sich die Sexualkraft als Kommenskraft.

Gerade die sprachliche Begleitung des Kommensprozesses, also das zur Sprache bringen von Gefühlen, Erfahrungen, Ideen usw. ist ein Leichtes, wenn die Kommenskraft **Fahrt** aufnimmt. Meine Aufgabe besteht hauptsächlich darin, mein Gegenüber nicht zu bremsen.

Für mich ist es immer wieder besonders schön mitzuerleben, wenn mein jeweiliges Gegenüber sich nicht mehr selbst ausbremst. Das Erstarken der Kommenskraft bringt dann auch die Sexualität, sowie Männlichkeit bzw. Weiblichkeit ins Gespräch. Aus der Sicht der Intimbindung ist dabei hervorzuheben, dass die Verbindung zu allen Mitmenschen nicht mehr im Fokus der Aufmerksamkeit steht. Es ist vielmehr das jeweilige intime Eigenleben, welches sich in den Vordergrund drängt und erst einmal „niemanden etwas angeht". Insbesondere das eigene körperliche Erleben ist integer zu behandeln. Zumeist sind aber die prägenden Erfahrungen auf leidvolle Weise am eigenen Leib erlebt worden. Deshalb lege ich Wert darauf, dass auch aufbauende, wohltuende Erfahrungen, ebenfalls körperlich – und damit wirksam auf das Gehirn Einfluss nehmend – erlebt werden können. Es entspricht der Natur von Bindung (die durch Ernährung, Schutz, Berührung und emotionale Nähe gekennzeichnet ist), den Körper mit einzubeziehen. So etwa wie eine Mutter ihr Kind nicht nur mit Worten, sondern auch körperlich tröstet. In der Konsequenz bedeutet der Einbezug des Körpers in die Psychotherapie, dass auch der Bauch vielerlei Aufschlüsse über die Intimitätserfahrung ermöglicht.

Die Behandlung am Bauch

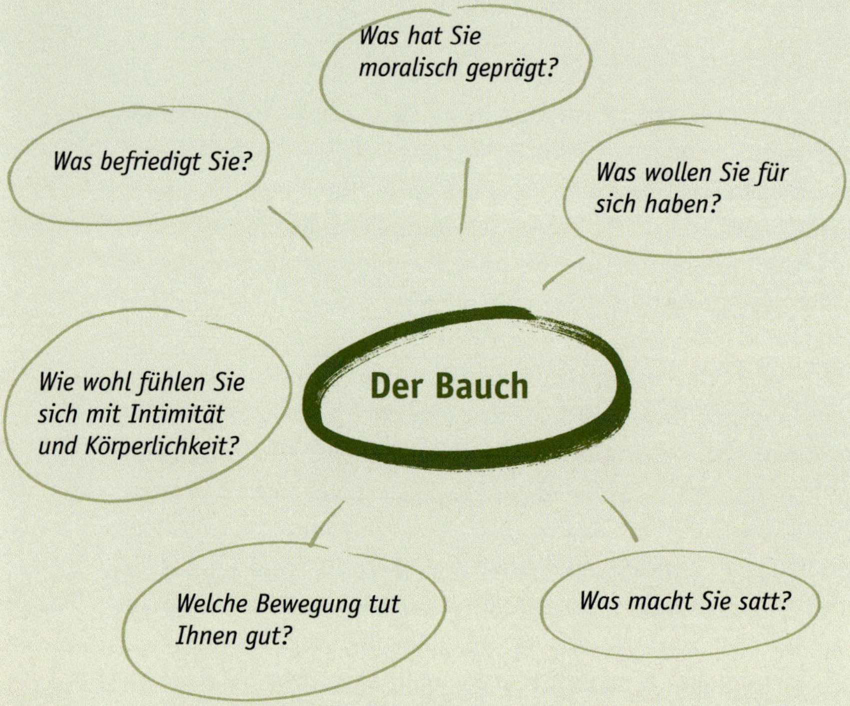

Die Bauchbehandlung ermöglicht einen Zugang zu Intimität und Körperlichkeit.

Mein Gegenüber und ich können uns bei Vertrauen und Einverständnis jederzeit „über die emotionale Bauchangelegenheit" gefahrlos austauschen, da das Auflegen der Hand auf den Bauch nicht als invasiv oder manipulativ wahrgenommen wird.

Behandlungsform: Wirkinformationsfluss vom Bauch

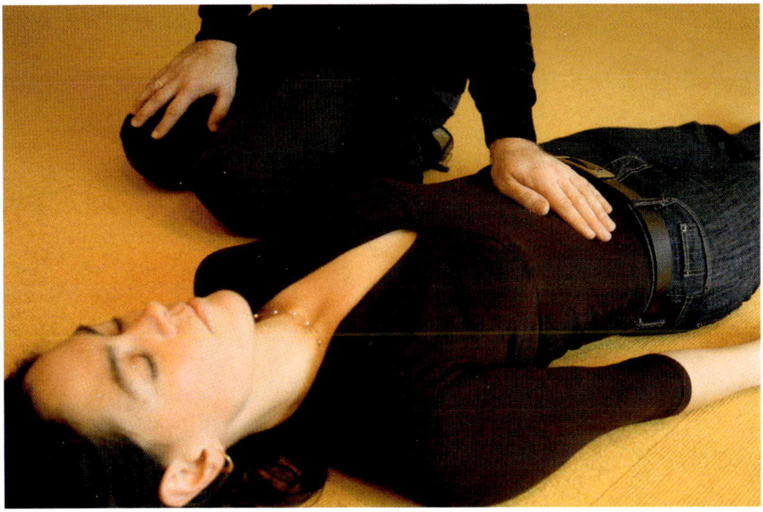

Beispiel

Das folgende Beispiel illustriert die Erweiterung der Psychotherapiemöglichkeiten durch den Einbezug des Körpers. Wieso ich zu diesem Schluss gelange, mag folgendes Beispiel veranschaulichen. Ich komme jetzt auf einen Mann zu sprechen, dessen Kommensmuster folgenden Verlauf nimmt:

Teufelskreislauf

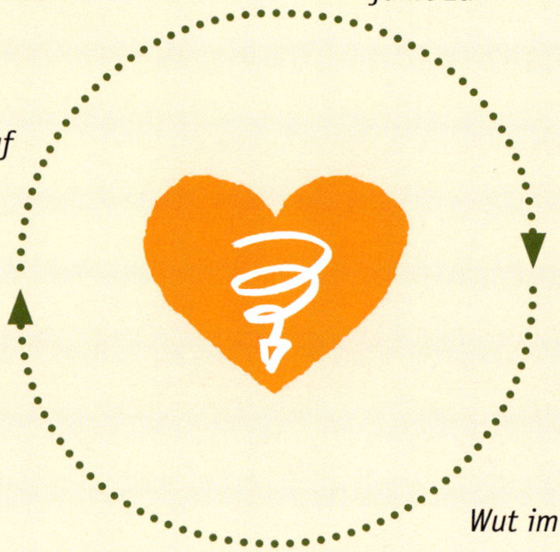

Der Hintergrund dieses auf die gleiche Erfahrung hinauslaufenden Kreises, ist eine starke Ablehnung von männlichem Durchsetzungsvermögen und auch von Wut. Die Erfahrung mit der Willkür seines Vaters und der eigenen Unterlegenheit, sowie sein Urteil auf der Grundlage seiner moralischen Werte, führten dazu, dass er in einer Zurückhaltung gefangen wurde. Während er über eine Bewusstheit seiner moralischen Bedenken und seines *Ich-komm-nicht-drauf* verfügte, war die Wut im Bauch dagegen unbewusst. Dennoch lief sich der Kreislauf immer in der Wut im Bauch fest und erzeugte daraufhin wieder Wut. Sie schaukelte sich so in unverhältnismäßige Höhen. Nach außen präsentierte sich der Vorgang als eine Art Zögern, welches das *Ich-komm-nicht-drauf* offenbarte. In der damit verbundenen inneren Erfahrungswelt waren tiefe moralische Konflikte mit seinen Eltern gebunden. Eine Moral, die das Formulieren von Ärger und Wut nicht zuließ. Auch hier bildet die Körperarbeit am Bauch eine Beziehungsmöglichkeit zur Wut, ohne sie zu aktivieren. So war es möglich, das *Ich-komm-nicht-drauf*-Muster als wutproduzierend zu entlarven. Um den Teufelskreis zu meiden, war es wichtig zu erkennen, wie stark seine moralische Welt im Kern um diese Wut kreiste. Damit diese Erfahrungswelt nicht aktiviert wurde, brauchte ich wiederum den bindungsaufbauenden Kreislauf. Dieser stellte sich schematisch wie folgt dar:

Herzkreislauf

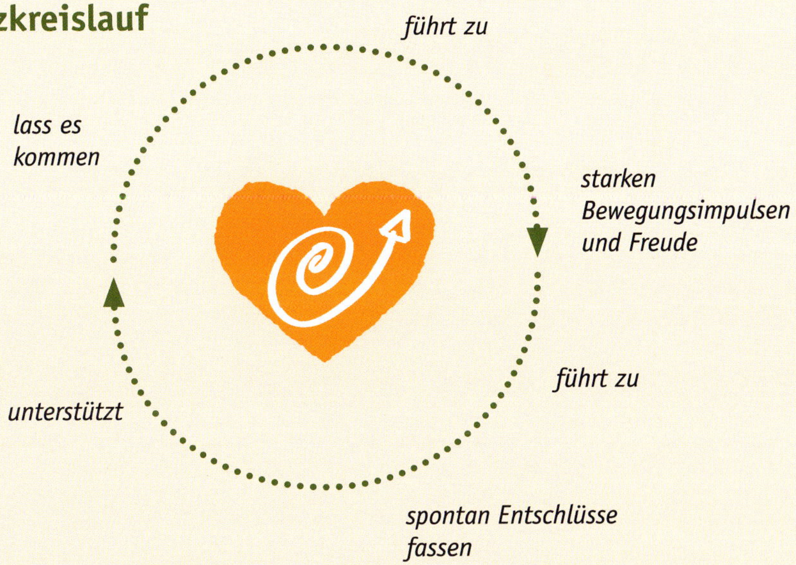

Ganz im Gegensatz zu den Auswirkungen seiner moralischen Prägung offenbarte der gesunde Kreislauf einen ganz und gar nicht zurückhaltenden Menschen. Während seine emotionale Prägung ihm Vernunft beigebracht hatte, zeigte seine „Natur" einen geradezu ausgeprägten Bauchmenschen. Da im neuen Kreislauf **gar keine starke Wut erzeugt wurde**, kam er also auch nicht mehr mit seinen moralischen Bedenken in Konflikt. Allerdings funktioniert diese Lösung nur, wenn wir einen neuen Zugang, jenseits der konfliktbeladenen Erfahrungen, erreichen. Spontane Auseinandersetzungen, „miteinander Ringen" und „ohne viel Federlesens mit der Sprache rausrücken" waren ihm in seiner früheren Erfahrungswelt fremd. Sie fielen allesamt unter einen negativen Begriff von Aggression. Er lernte über die Bindung zur Bauchkraft, dass *lass es kommen* auch heißt, „lass es ruhig einmal darauf ankommen". Doch nicht nur Wagemut war die Folge. Am Herzen bewirkt die Kommenskraft insbesondere die Zunahme von Spaß bzw. Herzenslust. Dadurch wurden die Begegnungen für mein Gegenüber und mich (trotz des erlittenen Unglücks) eine vergnügliche Angelegenheit.

Die Kommenskraft am Herzen bewirkt Spaß.

Doch damit nicht genug. Auch mein Wissen über die Wirkung des Herzkreislaufs auf das emotionale Band wurde noch einmal durch eine wesentliche Entdeckung bereichert. Die Verstärkung des Herzens **über die Atmung bzw. die Lunge** führte dazu, dass ich eine „kühle" Quelle von Herzenergie bei meinem Gegenüber fand. Die Kommenskraft hatte das Thema **Potenz** (in all seinen Formen) in den Vordergrund

Es gibt eine Herzpotenz, die einen sicheren Zugang zur menschlichen Potenzentfaltung ermöglicht.

gedrängt. Die Quelle von belebender Herzenergie nannte ich deshalb **Herzpotenz**.

Ich hatte das Herz kennen gelernt als Zugang zu den großen Gefühlen. Es war mir ebenfalls als Ausgangspunkt eines größeren Bewusstseins (über die Bewusstheit des Kopfes hinaus) zur Seite gestanden. Als Quelle von Intelligenz präsentierte es sich mir jenseits des üblichen „Herz-Schmerz-Bildes" als eine ruhige neutrale Kraft. Die Entdeckung der Herzpotenz wiederum eröffnete mir eine weitere Seite vom Herzen. Es zeigte mir seine jeweilige besondere Potenz. Wozu ist mein Gegenüber besonders leicht in der Lage? Wie entfaltet mein Gegenüber am wirksamsten die eigenen Potenzen? Entdeckte ich als Herzpotenz beispielsweise *Geistreich-Sein*, dann folgte daraus, dass mein geistreiches Gegenüber auf dem geistreichen Weg, mit geistreichen Entscheidungen und Gedanken, sein ureigenes Leben besonders gut schützen kann. Außerdem war das *Geistreich-Sein* ein guter Zugang zur Entfaltung des eigenen Verstandes. Aus diesem „Talent" entsprin gen vielerlei Möglichkeiten. Gleichzeitig eröffnet das *Geistreich-Sein* die Augen dafür, in meinem Gegenüber eher einen „Kopfmenschen" als einen „Bauchmenschen" zu sehen. Allgemein gesagt ergab sich aus der Nutzung der Herzpotenz folgende These: Der Zugang durch die Herzpotenz schafft einen Zugang zum Ich-selbst-Sein.

Der Zugang durch die Herzpotenz schafft einen Zugang zum Ich-selbst-Sein.

Was kann sich mein Gegenüber darunter vorstellen? Da die therapeutische Nutzung der Herzpotenz mich in den Bereich der Identitätsbildung führte, möchte ich nun darauf zu sprechen kommen.

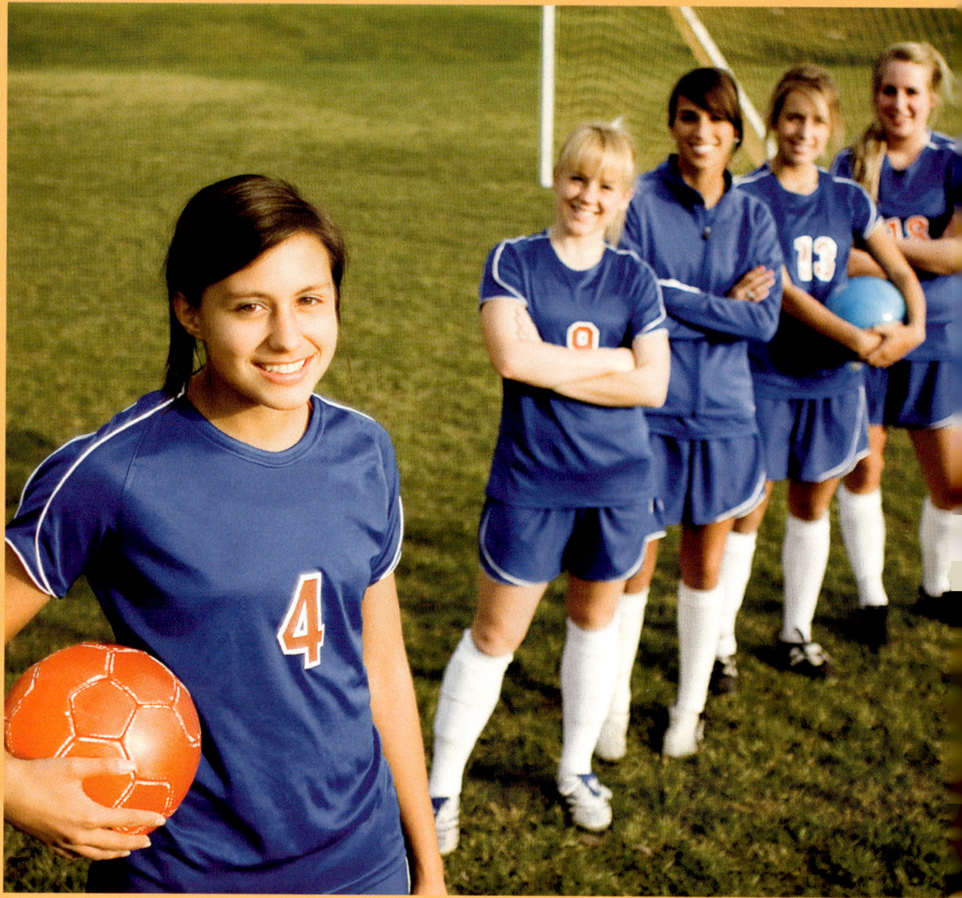

Die Stärkung der Leistungskraft

Bindung ist Zugehörigkeit

Die Stärkung der Leistungskraft

Die Herzpotenz ebnete nicht nur einen sicheren Weg in die Kommenskraft, sondern sie eröffnete mir auch einen neuen Zugang zur Identitätsbildung. Die Identitätsbindung ist für mein jeweiliges Gegenüber von besonderem Interesse, wenn es größere Unsicherheiten gibt in der Frage: Bin ich Ich-Selbst? Da Sich-Identifizieren (sei es mit einem Verein, einer Lebenseinstellung oder auch einem Land) Zugehörigkeit vermittelt, können Erfahrungen, die Zugehörigkeit unterbinden, ebenfalls zur Quelle von emotionalem Leid werden, etwa „geschnitten zu werden" oder Formen von Isolation (im Sinne von „Du gehörst hier nicht her, du bist keiner von uns"). Identität kann einem Menschen also auch einen Platz im Leben geben. Ist die Identitätsbindung bedroht, dann entwickeln sich Ängste, die sich darum drehen, irgendwo „herauszufallen".

Inzwischen hatte ich den Herzzugang zur inneren Welt eines Menschen als Bindungsprozess kennen und begreifen gelernt. Ich stellte fest, dass die jeweilige Herzpotenz meines Gegenübers eine idealer Schlüssel war. Mit ihm konnte, auf potente Weise, ein Zugang zu meinem Gegenüber gefunden werden. Genauso konnte mein Gegenüber mit diesem emotionalen Herangehen leichter und sicherer einen Zugang zu anderen finden. Die Herzpotenz erwies sich für mich und mein Gegenüber als Glücksgriff, da sie einen sicheren, schützenden eigenen Umgang mit dem Intimleben ermöglichte und damit negativen sexuellen oder anderen intimen Erfahrungen vorbeugen konnte. Gleichzeitig öffnete sie gedankliche, kreative und andere Potenzen, die im Kopf eines Menschen schlummern.

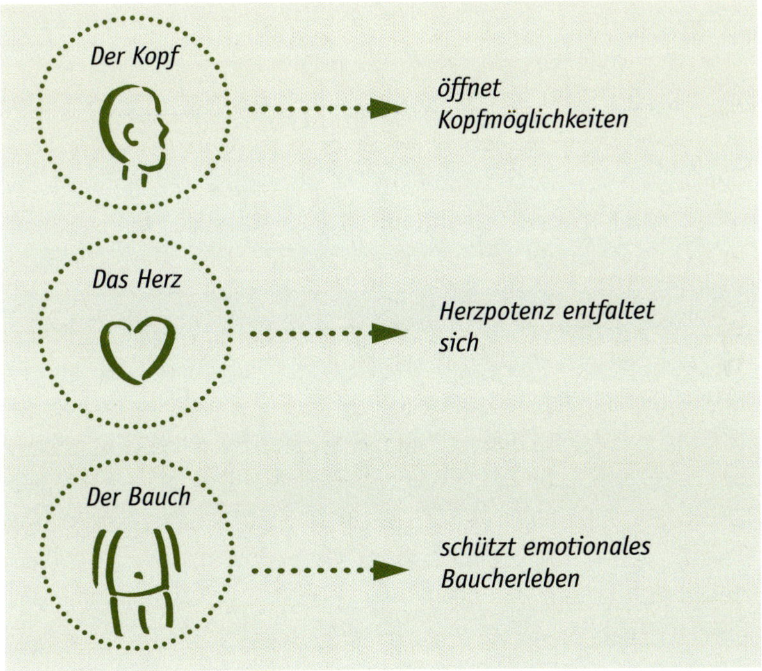

Durch den sicheren Zugang zu sich selbst nimmt es meinem Gegenüber viele Vorbehalte und Hemmschwellen, welche die Beziehung zur Psyche begleiten können. Sich vom Herzen her potent zu fühlen, ist eine überaus angenehme, selbstbewusst machende Erfahrungsquelle. Sie lässt sich am besten vergleichen mit dem kühlen, sprudelnden Wasser einer Gebirgsquelle. Die meisten Menschen kennen die Erfahrung der Herzpotenz aus den Erlebnissen, in denen sie sich voll in ihrem Element fühlen. Dieser Vorgang produziert potente Ergebnisse. Die Entfaltung der Herzpotenz betont die Stärken eines Menschen so nachhaltig, dass „Gefühlsbremsen“ (und die ihnen zugrunde liegenden Verdrängungen) überflüssig werden.

Beispiel

Erinnern wir uns an das Beispiel aus dem letzten Kapitel: Der junge Mann, den ich – und er sich selbst – als Bauchmenschen „entlarvte", besaß eine „Atmungsquelle", seine individuelle Form der Herzpotenz, die wir mit dem Namen *Intelligenz* versahen. Diese Quelle von Intelligenz schützte seine Bauchimpulse derart, dass der Nutzen von *intelligenter* Herzpotenz seine moralischen Bedenken nicht nur zerstreute. Das Vertrauen auf die Herzpotenz brachte erst das Gleichgewicht zwischen mahnendem Gewissen und starken Bauchimpulsen. Seine *Intelligenz* gab ihm eine intuitive Sicherheit, die den Verstand beruhigte und den Bauch frohlocken ließ. Gerade die Frage: „Wie gehe ich jetzt intelligent an jemanden heran?" war für ihn leicht zu beantworten. Wählte er einen intelligenten Weg zu sich selbst und zu anderen, dann war es ihm also leicht möglich, seine Kommenskraft einfließen zu lassen, ohne in moralische Bedenken oder Konflikte zu geraten. Während er ohne die Herzpotenz durch Zurückhaltung und *ein netter Kerl sein* die Anerkennung von Frauen zu sichern versuchte, entpuppte er sich durch die Nutzung seiner *intelligenten* Potenz, die ihm Charme und Unabhängigkeit verlieh, als regelrechter *Draufgänger*.

Behandlungsform: Bestimmen und Stärken der Herzpotenz

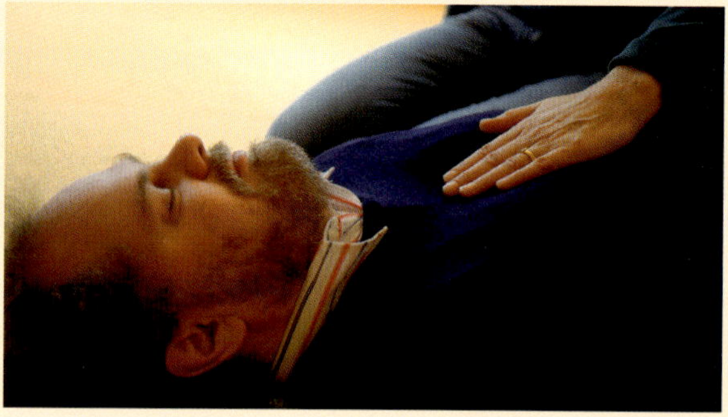

Die Entfaltung der Herzpotenz

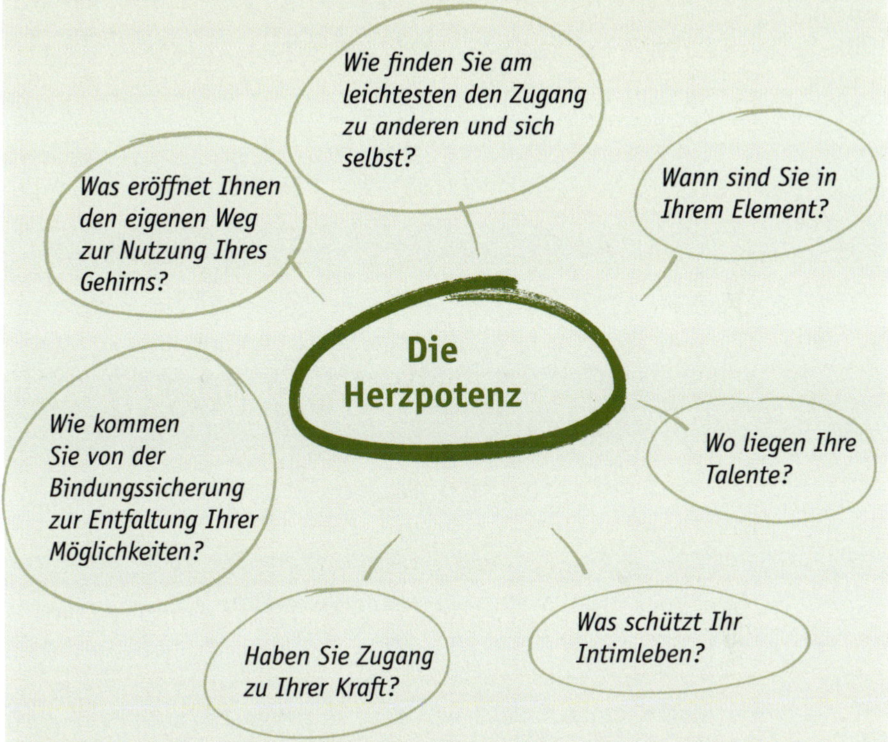

Durch die Entdeckung der Herzpotenz ist die volle Entfaltung des Herzens möglich geworden!

Mein jeweiliges Gegenüber und ich waren froh, einen angenehmen, wohltuenden Weg zum Ich-selbst-Sein gefunden zu haben. Denn bezogen wir beide uns auf die Herzpotenz und vertiefte sie sich, dann bildeten sich in unseren Köpfen Informationen zu vielen

Eigenschaften heraus, die zur Identität meines Gegenübers gehörten. Auch kristallisierte sich heraus, worin die Zugehörigkeiten und Traditionen bestanden, die mit diesen Eigenschaften verknüpft waren.

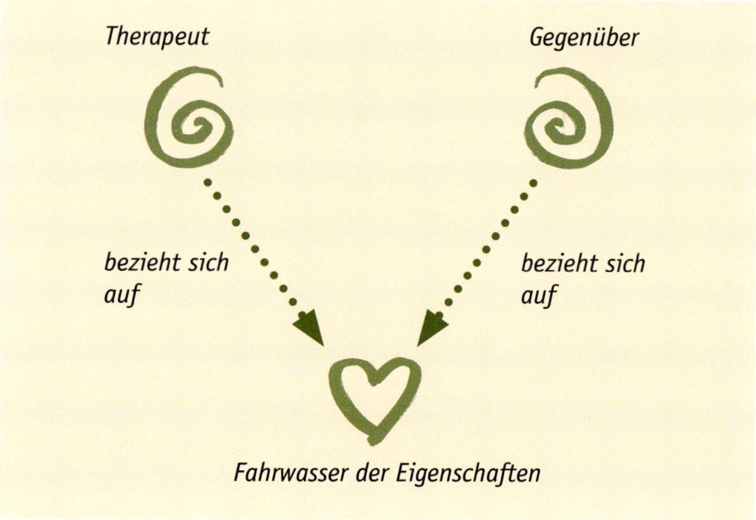

Die auftretenden Eigenschaften ließen sich dann entweder den Zugehörigkeiten und Traditionen zuordnen oder der Person selbst. Ich verstand also, dass beispielsweise „diszipliniert" eine Eigenschaft sein kann, die einer militärischen Erziehung entstammen könnte. Sie kann aber ebenso bereits der Ausdruck einer Herzeigenschaft sein. Aus der eigenen Herzpotenz heraus kann mein Gegenüber ausdauernd und belastbar sein. Eine Form (beispielsweise die einer Übung) zu bewahren und zu halten, fällt entsprechend leicht. Manch einer stellte dann fest, dass er ein

Die Herzpotenz öffnet den Informationsfluss zu den eigenen Eigenschaften.

disziplinierter Mensch ist, obwohl er oder sie dies nicht gedacht hätte. Im ersten Fall kann die Disziplin dazu entwickelt worden sein, sich das Wohlwollen einer Autoritätsperson zu sichern. Oder Konflikte sollten vermieden werden (die natürlich besonders dann stattfinden, wenn die Herzeigenschaften und die zu erwerbenden Eigenschaften besonders konträr sind), um mit der betreffenden Person besser klar zu kommen. Im zweiten Fall ist die Disziplin in gewisser Weise dagegen mühelos aufzubringen, da sie der eigenen Geduld, Ausdauer und Zielstrebigkeit entspringt. Im ersten Fall besteht eine Gebundenheit potenter Kräfte, die außerdem dafür sorgen kann, dass diese Zwangsdisziplin in ihr Gegenteil umschlägt. Mein Gegenüber verliert die Geduld und gerät außer sich. Im zweiten authentischen Fall bildet die Disziplin vielleicht die Grundlage persönlichen Erfolges. Eigenschaften sind – aus der Bindungsperspektive – folglich nicht per se gut oder schlecht. Für die Frage: „Wer bin ich selbst?" ist es entscheidend, ob sie authentisch sind. Im Verlaufe der Herzpotenzbehandlung fand ich eine ganze Reihe von Eigenschaften.

Hinsichtlich des prägenden Einflusses von engen Bindungspersonen, mit denen eine Identifizierung stattfand, ließen sich die Eigenschaften in zwei Gruppen einordnen. Die eine Gruppe bestand aus Eigenschaften, die eine enge Verbindung zu anderen Menschen aufbaut. Beispielsweise kann ich mir ein „Zugangsrecht" zu Menschen erwerben, die genauso diszipliniert sind wie ich. Haben die Eigenschaften eine solche Funktion, sind sie also verbunden mit Erfahrungen von Identitätsbildung, in der sich eine Zugehörigkeit gesichert werden muss, dann bilden diese Eigenschaften einen „Charakter". Denn als Bindung schafft die Identifizierung Zugehörigkeit.

Somit kann mein Gegenüber diese Eigenschaften wieder ablegen, wenn die Zugehörigkeit nicht mehr notwendig und wünschenswert ist. Die authentischen Eigenschaften, die mein Gegenüber und ich durch die Verstärkung der Herzpotenz herauskristallisierten, waren nicht abzulegen. Sie bildeten die Herzidentität und konnten bestenfalls verdrängt werden. Für beide Gruppen von Eigenschaften fanden mein Gegenüber und ich einen **Eigennamen**, wodurch „Charakter“ und „Herzidentität“ wahrnehmbar und kommunizierbar und damit im Ganzen unterscheidbar wurden.

Der Charakter bzw. seine Eigenschaften unterdrücken die Herzidentität.

Herzidentität: *Draufgänger*	*Charakter:* *netter Kerl*
authentische Eigenschaft: *spontan*	*bindungssichernde* *Charaktereigenschaft: nett*

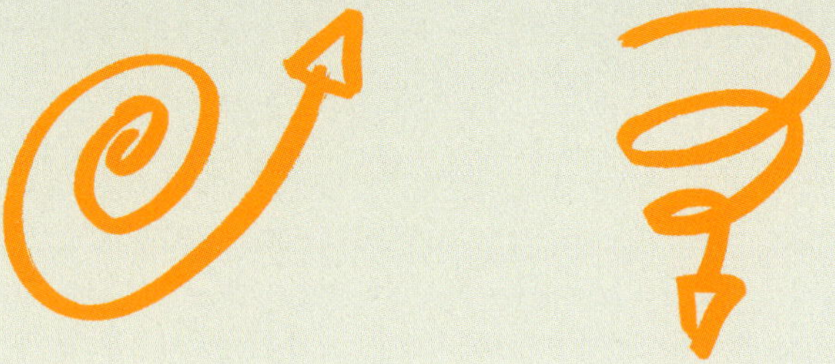

Die Wirkung dieser zunehmenden Unterscheidung und Lösung von der Gebundenheit an Eigenschaften war nicht nur eine weitere Freisetzung von gebundener Kraft. Mein jeweiliges Gegenüber konnte auch zwischen „Sich-selbst-erkennen-können“ und dem „So-hätte-ich-sein-sollen“ unterscheiden lernen.

Eine gestärkte Identitätsbindung stärkt die Fähigkeit, authentisch sein zu können.

Die Herzidentität

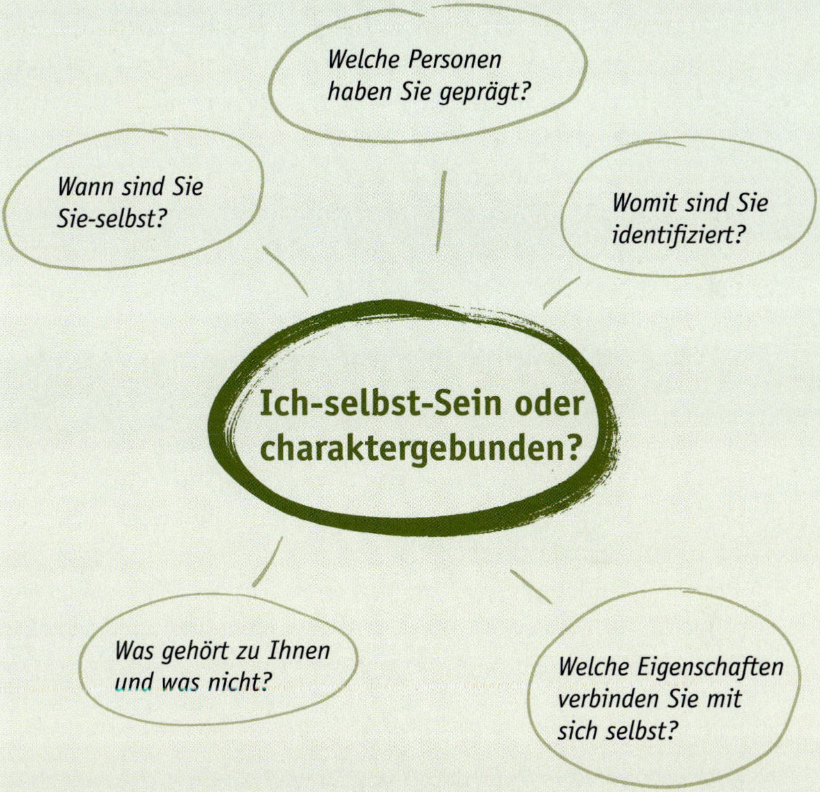

Identitätsbildung betrifft Schwierigkeiten und Störungen, die durch prägende Erfahrungen mit einem wichtigen Menschen und ihren Auswirkungen auf die Persönlichkeit hervorgegangen sind.

Die Fragen nach „Wo gehöre ich hin?“ und „Wo finde ich Anschluss?“ werden ersetzt durch die Fragen „Wer gehört und passt zu mir?“ Der eine oder andere Leser mag es schon ahnen. „Wer gehört zu mir?“ und „Was passt zu mir?“ schneidet ein weiteres Herzthema an. Mit anderen Worten lauten nämlich die Fragen: „Was und wen liebe ich?“

Um das Thema Identitätsbindung näher zu beleuchten, war es also notwendig, sich dem größten aller Herzthemen anzunehmen: der Liebe.

Liebeserfahrungswelt und eigene Liebesform

Mit dem Prozess, sich die eigene Identität zu eröffnen und den geprägten Charakter zu erschließen, war folglich das große Thema der Identitätsbildung bisher noch nicht erschöpfend behandelt. Mein Gegenüber und ich begegneten auch dem Liebesprozess, der in dem Identifizieren verborgen lag, sei es mit Papa, Mama, Opa, Oma, Bruder, Schwester oder irgendeiner anderen Bindungsperson. Auch die Herausbildung des eigenen Ichs und das Erwecken der großen Liebe in der Pubertät gehörten hier her.

Mir war verständlich, dass die Sicherung der Liebesbeziehung und der Erhalt ihres Wohlgefallens generell von großer persönlicher Bedeutung sind. Zauberhaft wie Herzen nun einmal sein können (zugegeben: bei entsprechenden Anlässen können sie auch voller Bosheit, Groll oder „Giftigkeit“ sein), erwies sich die Erforschung der Herzwirkungen auch hier als wegweisend. Wie aus Film, Volksmund und Literatur bekannt, wird der Sitz der Liebe gewöhnlich im Herzen lokalisiert.

So war ich nicht allzu überrascht, dass die immer wieder ausgeführte gewinnbringende „Technik“, meine Hand auf das Herz meines Gegenübers zu legen, auch dahin führen konnte, eine individuelle Form von Liebe in der Brust meines Gegenübers wahrzunehmen.

Diese individuelle Eigenart gab der Liebe eine Eigenschaft, die konträr zur Hauptcharaktereigenschaft meines jeweiligen Gegenübers stand. Gerade mit der Liebe hatte mein Gegenüber jedoch seine häufig auch ziemlich unguten Erfahrungen gemacht. Um sich also – früher oder später – diese Erfahrungswelt zu erschließen, standen mein Gegenüber und ich vor der Aufgabe ein Liebesmuster zu bestimmen.

Beispiel

Eine gestandene Frau, Ende 40, verfügte über die Herzpotenz *Ungestüm-Sein*, welche eine Quelle von Wildheit und Wille ist. Unglücklicherweise hatte sie eine Erziehung erfahren, die diesem Naturell völlig widersprach. In der Summe ihrer erworbenen Eigenschaften ergab sich ein Bild, dem wir den Charakternamen *höhere Tochter* gaben. Die Haupteigenschaft der *höheren Tochter* bestand darin, überaus *verständnisvoll* zu sein. Leider Gottes erwies sich diese Art von Verständnis als Weg der Einschränkung und Anpassung des *Ungestüm-Seins*. Die Entfaltung der Herzpotenz offenbarte dann eine *unabhängige Frau* (der Name ihrer Herzidentität). Der Anpassungsprozess zur *höheren Tochter* hatte sich auf ihre Liebe so ausgewirkt, dass wir die Erfahrung von Verboten, Strafen und Restriktionen unter

Die bindungsenergetische Psychotherapie bestimmt das Liebesmuster.

dem Musterbegriff *ungerechte Liebe* zusammenfassen konnten. Die Folge der ungerechten Liebeserfahrungswelt waren Rückzug, Wut und mangelndes Vertrauen in die Liebe. Auf eine Kurzformel gebracht möchte ich sagen, dass die Liebeserfahrungsmusterwelt alle Erfahrungen zusammenfasst, die beschreiben, was jemandem angetan wurde bzw. was jemandem positives widerfahren ist. Dagegen fanden die *höhere Tochter* und ich eine eigene Form der Liebe, die das *Ungestüm-Sein* in schöner Weise ergänzte. Der zutreffende Name für ihre ureigene Liebe lautete *selbstlose Liebe*. Der Name für die individuelle Liebesform hätte auch zarte Liebe, wilde Liebe, intime Liebe, große Liebe oder mutige Liebe sein können. Interessant ist die Feststellung, dass die individuelle Form zu lieben verschieden ist und die eigene Liebesform einen Schlüssel an die Hand gibt, diese eigene Art zu lieben im Verlauf der Behandlung zu entdecken.

Die bindungsenergetische Psychotherapie eröffnet eine eigene Art, zu lieben.

So war es auch in diesem Fall, obwohl gerade die Selbstlosigkeit hier verfänglich war. Denn allzu leicht entwickelte mein Gegenüber Verständnis für andere, auch wenn Konfrontation und Konfliktbereitschaft angemessener gewesen wären (sie also auch für sich selbst Verständnis gehabt hätte!). Nur mit der Eigenschaft der Herzpotenz, dem *Ungestüm-Sein*, konnte ihre *selbstlose Liebe* anderen und ihr selbst das Leben versüßen.

Wie es dem bindungsenergetischen Behandlungsansatz entspricht, konzentrierten wir uns auf den aufbauenden Prozess, der sich vom *Ungestüm-Sein* und der *selbstlosen Liebe* her entfalten wollte. Auf einen Blick standen sich also die beiden folgenden Wirkkreise gegenüber.

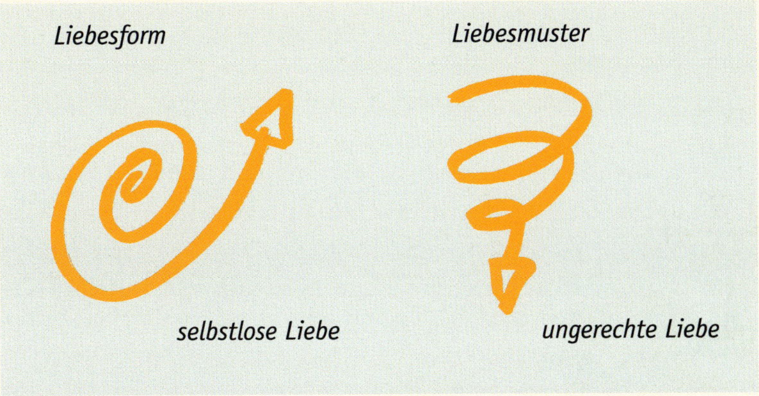

Die Nutzung der Herzpotenz in der Behandlung führte mich also sowohl zur Entfaltung der Potenzen, als auch zur Eröffnung der Herzidentität, sowie zu einem Begriff von der eigenen Liebe. Davon war auch das Herz selbst nicht ungerührt.

Die Wirkung für mein Gegenüber war entsprechend am Herzen selber wahrzunehmen. Der Erfolg der Behandlung bestand darin, dass die Lösung von der Gebundenheit an die Identität, sich im Auftauchen der vollen männlichen bzw. weiblichen Kraft entfaltete.

Am Herzen fanden mein Gegenüber und ich eine spezifische **Leistungskraft.** Sie war der geeigneteste Zugang zum eigenen **Leistungsvermögen.** Es wurde erfahrbar, zu welcher Leistung mein Gegenüber, im Zusammenhang mit der Herzpotenz, besonders befähigt war. Es kristallisierte sich heraus, wo die Möglichkeiten und Grenzen der Leistungsfähigkeit jeweils lagen. Meine Schlussfolgerung lautete: Um die Potenz des Herzens zu realisieren, ist die Entfaltung der Leistungskraft vonnöten. Auch von der Leistungskraft des Herzens erfahren mein Gegenüber und ich eine individuelle Form. Die Leistungskraft tritt beispielsweise als Führungskraft, als durchsetzungsfähige Kraft oder als fürsorgliche Kraft in Erscheinung. Über die Verbindung zur persönlichen Kraftform erfährt mein Gegenüber auf eindeutige Weise, wie das eigene Leistungsvermögen ausgeformt wird.

Die Entfaltung der Herzpotenz eröffnete einen Zugang zur vollen Herzleistungs-kraft.

Damit fand ich mich wieder einmal in einem neuen Gebiet der Herzentdeckungsreise. Die Entdeckung der Herzleistungskraft und ihre therapeutische Nutzung führten mich zur nächsten Bindungsdimension. Die Bindung zu den eigenen Kräften herzustellen, ist das zentrale Anliegen der bindungsenergetischen Psychotherapie. Aufbauend auf der Herzleistungskraft, die das Zentrum des menschlichen Leistungsvermögens bildet, möchte ich nun auf die nächste Bindungsdimension zu sprechen kommen.

Die Sprachbindung

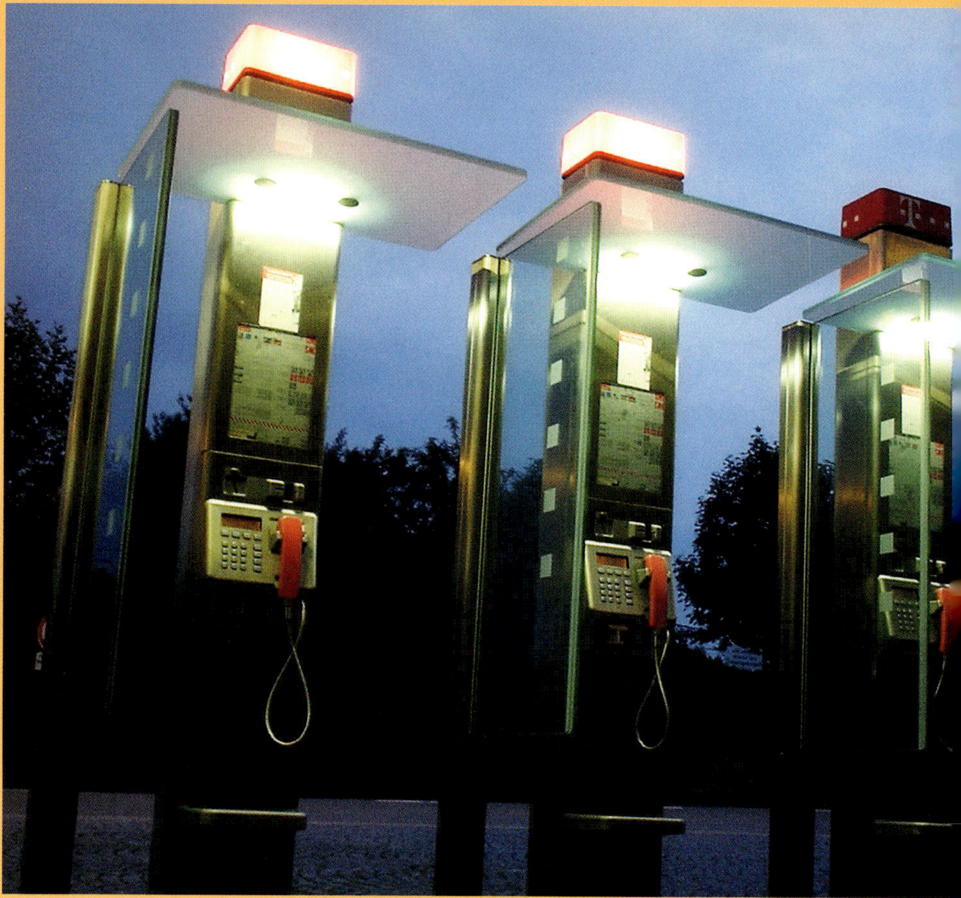

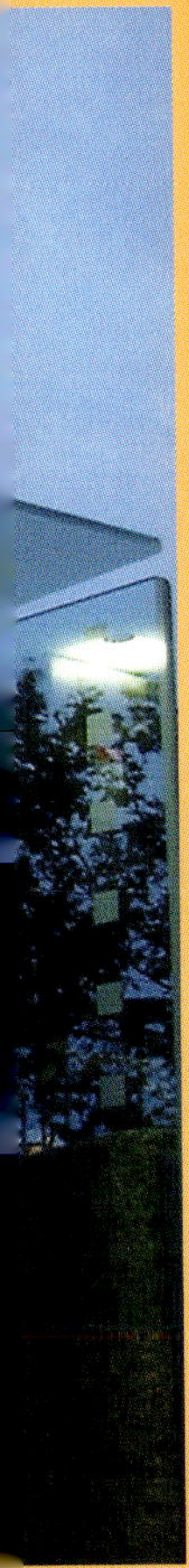

Die Stärkung der Willenskraft

Bindung ist Kommunikation

Die Stärkung der Willenskraft

„Wo kann die Verstärkung der Herzleistungskraft hinführen?" schloss sich die nächste Frage nun umgehend an. Bis hierher hat der Bindungsansatz verschiedene Welten und Dimensionen eröffnet. Bindung gibt einen Boden, sie vermittelt geistige Welten und prägt damit unsere Mentalität. Wo Bindung ist, sind Bedürfnisse und die Fähigkeit der Fürsorge wird verlangt. Diese Fürsorge reicht von der Behütung eines Babys, über alle Arten von Arbeit, bis zur Verantwortung für große menschliche Geistesschöpfungen. Durch Bindung zu anderen entfalten Menschen alle Fähigkeiten. Nichts geschieht von allein. Die menschlichen Kompetenzen legen davon Zeugnis ab. Bindung führt zu neuen Bindungen, die aus Intimität und Sexualität geboren werden. Enge Bindungen schaffen aus Liebesbeziehungen verschiedenste Identitäten. Die Identitätsbildung prägt „wer wir sind" und lässt mehr oder weniger Spielraum, die eigene Persönlichkeit zu entwickeln.

Für alle Bindungsdimensionen nutzen Menschen die Sprache. Sie prägt also ebenfalls (wie es der Begriff „Muttersprache" zum Ausdruck bringt). Im Sprechen enthüllt sich das, was wir im Kopf formen und zum Ausdruck bringen wollen. Es offenbart die Pläne und Antworten, die ein jeder Mensch zur Verfügung hat. Die Sprache stellt klar, und sei es durch die Körpersprache, wer in welcher Erfahrungswelt das Sagen hat. Damit zeigt die Sprachbindung, dass Bindung auch Kommunikation, Macht und Kooperation bedeutet.

Die menschlichen Probleme, die eine Sprachgebundenheit mit sich bringen, sind folglich ausgesprochen vielfältig. Sie handeln von Regeln, die zu starr festgelegt werden. Regeln, die Strafe statt Verantwortung nach sich ziehen. Sie handeln von Inkonsequenz, Sprach- und damit Beziehungsarmut. In der Gebundenheit an die Sprache treffen wir auf Sprachstörungen, die bereits durch früheste Lebenserfahrungen hervorgerufen werden können. Es ist eine Welt von Ver- und Geboten und manchmal von Geheimnissen. Sie ist mit starken Emotionen verbunden. Untersagungen und Machtspiele, Entsagungen und Verpflichtungen können dann Gewalterfahrungen nach sich ziehen. In der Sprachbindung zeigen sich Zwänge, die daraus resultieren, nicht frei sprechen zu können. Die Verhinderung, etwas emotional Bedeutendes zur Sprache zu bringen, ist das wesentliche Geschehen im Zusammenhang mit den psychosomatischen Störungen. Das psychosomatische Symptom ist ja gerade Ausdruck davon, dass etwas emotional Wesentliches nicht zur Sprache gelangen kann und körperlich ausgedrückt wird.

Der Bindungsprozess dreht sich auch um Kommunikation, Macht und Kooperation.

Auf Grund der Bedeutung der Sprache für den Bindungsansatz ist die Formulierungsfähigkeit meines Gegenübers das von mir am meisten gehütete Gut. Nur durch die Fähigkeit zu sprechen, kann der Mensch sich mitteilen und kooperieren, andere Menschen kennenlernen und ihnen verbunden bleiben. Ich fand also heraus, dass die Herzleistungskraft zur Sprache drängt.

Die Entfaltung der Herzleistungskraft drängt zur Sprache.

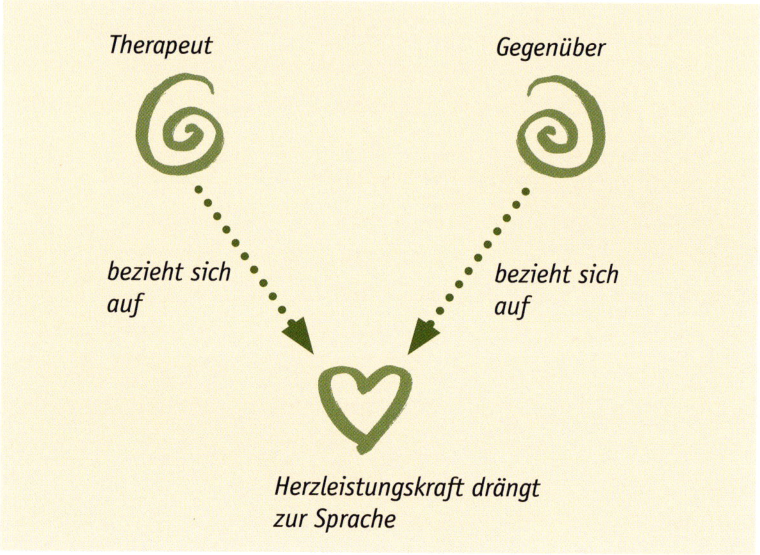

Dadurch rückte die Frage ins Zentrum: Wie beeinflusse ich die Spracherfahrungswelt und den Stimmprozess und welchen Zusammenhang zwischen Bindung und Stimme gibt es? Auf der einen Seite fand ich die Herzstimme meines Gegenübers, die vielen Menschen aus der Musik geläufig sein dürfte. Und auf der anderen Seite gab es eine oder mehrere Stimmen im Kopf, die mein Gegenüber sozusagen noch im Ohr hatte. Mir ist es wichtig, dass mein Gegenüber seine eigene (Herz-) Stimme findet und erhebt. Die Stimme der Bindungspersonen (meist sprechen wir vom „Ruf der Eltern“) kann dann in den Hintergrund treten. Die Bindungserfahrung dagegen lehrt, dass mein jeweiliges Gegenüber auf die Stimme der Bindungspersonen zu hören hat. Der Ruf der Eltern ist eine große Orientierung und zumeist hat mein jeweiliges Gegenüber noch im Ohr, dass es sehr unangenehm werden konnte, wenn dem Ruf nicht Folge geleistet wurde. Was aber, wenn jemand seine eigene Stimme nicht entsprechend gegenüber anderen Stimmen und Stimmungen zur Geltung bringen kann? Was passiert, wenn das eigene Sprechen nicht ein ureigener Stimmausdruck, sondern ein weiteres Hören auf den Ruf der Eltern (im übertragenen Sinne) ist, womit die Stimmen und Stimmungen anderer gesichert werden sollen? Alle Probleme der Meinungsbildung sind hier betroffen. Was also, wenn die Sprache zu Bindungszwecken verwendet wird?

Die Gebundenheit an das ursprüngliche Sprachverhalten diente dem Gefallenwollen wichtiger Personen. Ursprünglich war die Rückversicherung bei Eltern, Familie, Freunden usw. auch sinnvoll und funktional. Im Verlauf der Rückversicherung häufen Menschen entsprechend einen riesigen Schatz an Erfahrungen, Kenntnissen und Fertigkeiten an. Um aber nicht mehr ausschließlich dem Willen anderer gefallen und genügen zu wollen ist es nötig, eine eigene Sprache der Mitteilung und Willensbekundung zu entwickeln.

In der Sprachgebundenheit meines Gegenübers fand ich dagegen eine Herzwillensunterdrückung, d.h. der- oder diejenige wusste über den eigenen Willen nicht Bescheid. Da in der Sprache Realitätseinschätzung, Gefühl, emotionaler Ausdruck und Mitteilung in einem Verhalten zusammenfließen, war es an mir, auch die Sprachgebundenheit zu lösen. Den eigenen Willen zu formulieren, ermöglichte es meinem Gegenüber, seine oder ihre eigenen Kräfte zu bündeln.

Fragen an Ihre Willenskraft

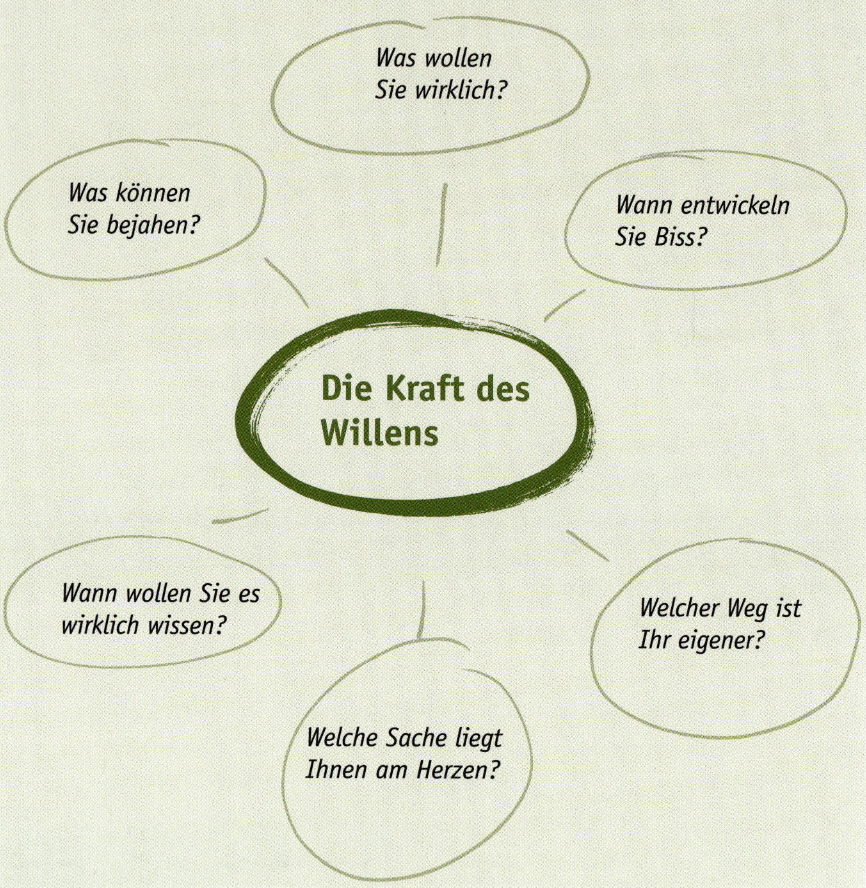

Die Äußerung des eigenen Willens bedarf der sprachlichen Äußerung und des daraus folgenden freien Verhaltens.

Beispiel

Ich denke an eine Frau, deren Willenskraft mich nachhaltig beeindruckte. Die meisten Männer und Frauen, denen sie begegnete, waren mit ihrer Willenskraft erfahrungsgemäß dann überfordert, wenn sie als heftiger Gegenwille in Erscheinung trat. Ihre prägenden Erfahrungen haben, so sollte es sich zeigen, insbesondere ihre Willenskraft zum Teufelskreis werden lassen. Selten hatte ich jemanden kennen gelernt, der so auf „Frontalkurs" gehen konnte, wenn sie irgendetwas nicht verstand. Der Hintergrund waren ziemlich heftige Pubertätskonflikte und damit verbundene Kämpfe. Auch hier galt es, den dazugehörigen Teufelskreis herauszufinden. Er gestaltete sich wie folgt:

Die bindungsenergetische Therapie bestimmt das Sprachmuster und die eigene Stimme.

Teufelskreis

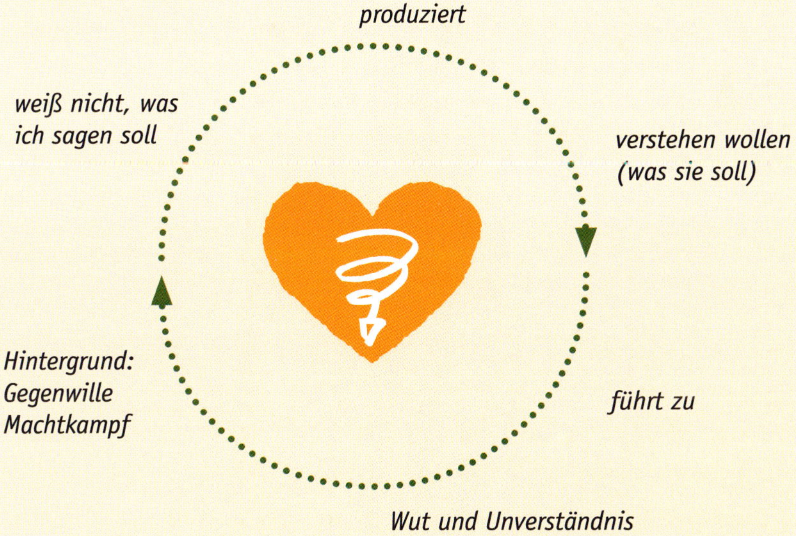

Um den Teufelskreis nachvollziehen zu können, ist es wichtig zu erwähnen, dass der Name ihrer Herzleistungskraft *Durchsetzungsvermögen* hieß. Sie war hier am wirken. Insbesondere in der Form ihres Gegenwillens begegnete ich einer großen Kraft. Jeder hat Willenskraft, die therapeutische Frage bezieht sich jedoch auf die Form, in der sie bisher gebunden war. Habe ich sie gefunden, ist es entscheidend eine neue, zuträglichere Form der Willenskraft zu entwickeln.

Die Sprachgebundenheit sorgte dafür, dass sie ihre Durchsetzungskraft nur in gebundener Form zum Ausdruck bringen konnte. Die Gesprächssituationen, in denen die Frau in das Muster *weiß nicht, was ich sagen soll* hineingeriet, brachten sie in Wut. Damit stieß sie zumeist auf Unverständnis, was sie wiederum beantwortete mit dem Willen *ich will verstehen* (damit ich dann weiß, was ich sagen soll). Selber wusste sie nicht, was sie sagen sollte. Sie erwartete, dass ihr Gegenüber dann sprach. Die Gesprächssituation lud sich in Sekundenschnelle auf. Das Schicksal ihrer Herzleistungskraft war besiegelt: Hier wurde sie zur Gegenwillenskraft. Nur unter Mühen gelang es ihr wieder Abstand zu finden. Im *Verstehen-Wollen* war der Gegenwille enthalten, der sich konflikthaft und wutbeladen äußerte. Für mich stand ohne Frage fest, dass sie eine Frau war und ist, die über außerordentliche Willenskraft verfügt. Doch wie konnte ich diesen Ablauf verstehen?

Ich komme zurück auf den „Ruf der Eltern“. In ihrem Fall kam die innere Ausrichtung nach dem unbewussten Ruf *du sollst verstehen.* Sie hatte sich mit dem Ruf identifiziert, verlangte also von sich und anderen „zu verstehen“. Auch hier führte mein Gegenüber fort, was ehemals unglücklich abgelaufen war. Die Konsequenz hieß: Sie produzierte damit den Gegenwillen und folglich schwierigste Gesprächssituationen. Der Ruf der Eltern, in welcher Stimme sie immer im Ohr sein mag, gibt scheinbar Orientierung und führt zu einer Lösung. In einer solchen Gesprächssituation jedoch war die Stimme im Ohr Ausgangspunkt für Wut und Konflikte.

Auf ihre Sprache hatte der Teufelskreis, namentlich das Muster *weiß nicht, was ich sagen soll* zur Folge, dass sie in ein *Nicht-Sprechen* hineinrutschte. Sie konnte dann nicht mit der Sprache herausrücken. Die Gedanken waren „blockiert". Das Sollen untersagte die eigene Willensäußerung. Das Sprechen, ohne etwas von sich zu sagen (von uns *nicht sprechen* getauft!), erhielt die konfliktbeladene Situation ihrer Vergangenheit am Leben. Geriet sie in den Teufelskreis, wurden wiederum konfliktbehaftete, wutbeladene Gesprächssituationen erzeugt. Ihr Wille *ich will verstehen, was ich sagen soll* erwies sich als verlängerter Arm des Elternwillens *du sollst verstehen.* Unglücklicherweise verfolgte sie den Willen, der beinhaltete, was von ihr verlangt wurde.

Also war es höchste Zeit in einen Kreislauf zu gelangen, der ihr Zugang zu ihrem eigenen Willen und zur Welt der Sprache bot. Das heißt eine Sprachform zu finden, die es ermöglichte, ihre Herzleistungskraft zu entfalten, die als *Durchsetzungsvermögen* in Erscheinung trat. Wie auch in den anderen Fällen bestand meine Aufgabe nicht darin, einen solchen Kreislauf zu erfinden. Vielmehr war er bereits da! Es galt nur ihn zu entdecken, zu unterstützen und hervorzuheben. Die Powerfrau, wie ich sie nennen möchte, konnte sehr *herzlich sprechen*. Das *Herzlich-Sprechen*, so begann ich es zu begreifen, war ihr Zugang zur

Sprachwelt, der eine gänzlich andere Wirkung entfaltete, als der Willenskampf von der *Nicht-Sprechen*-Erfahrungswelt. Ihr gesunder Kreislauf lässt sich schematisch wie folgt darstellen:

Herzkreislauf

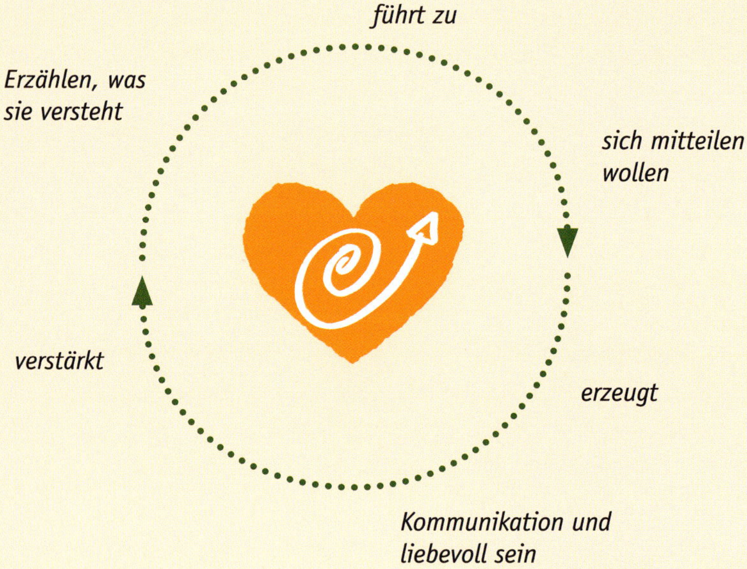

Das eigene Sprechen formuliert den Willen.

Gelang es ihr, in das *Herzlich-Sprechen* zu kommen, dann entwickelte sich zwischen uns ein völlig veränderter Gesprächsverlauf. Sie erzählte dann, was **sie** verstand. Während ihr erfahrungsgebundener Kreislauf von Sollen, von Unverständnis und dem Scheitern ihrer Durchsetzungskraft zeugte, sahen wir uns einer gänzlich anderen Situation gegenüber. Ihr eigener Wille war es, sich anderen mitzuteilen. Damit schuf sie eine liebevolle Gesprächssituation, in der ihre Durchsetzungskraft vom Herzen zum Tragen kommen konnte. So wurde deutlich, was sie vom Herzen aus durchsetzen wollte. Wie es ihr Zugang zur Sprachwelt bereits verriet, war es das Herz selber, welches sie durchsetzen wollte. Mit diesem Vorhaben war sie ursprünglich gescheitert. Dann setzte sie das Scheitern durch den Spracherfahrungskreislauf fort. Erst mit dem Sprachweg des *Herzlich-Sprechens*, konnte ihre Herzleistungskraft als *Herz durchsetzen wollen* zur Wirkung gebracht werden.

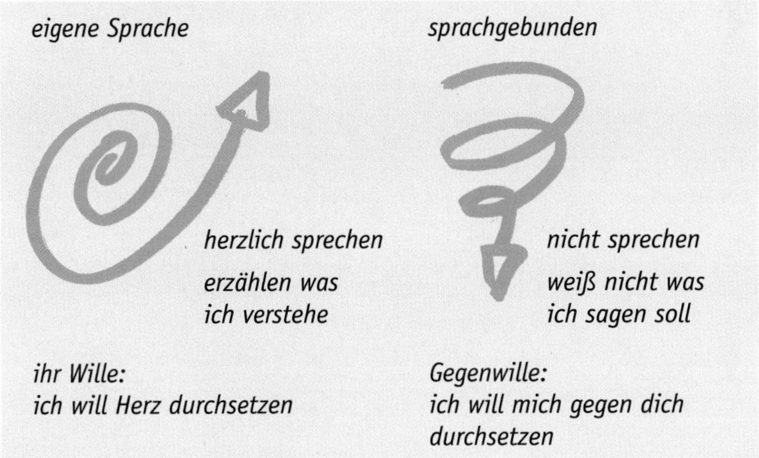

Mit der Fähigkeit, einen eigenen Willen zu formulieren, können eigene Pläne und Antworten auf verschiedenste Situationen Gestalt annehmen. Damit entsteht eine Alternative zu den Plänen und Lösungen anderer. Er oder sie kann sich dann nach Möglichkeit abgrenzen oder einbinden. Die durch die Herztherapie erfolgte Stärkung der Willenskraft bewirkt, dass mein Gegenüber „Sagen kann, was er will" (im Sinne eines echten, freien Sprachverhaltens), als auch als „Sagen, was ich will" (im Sinne der Willensbildung).

Die Realitätsbindung

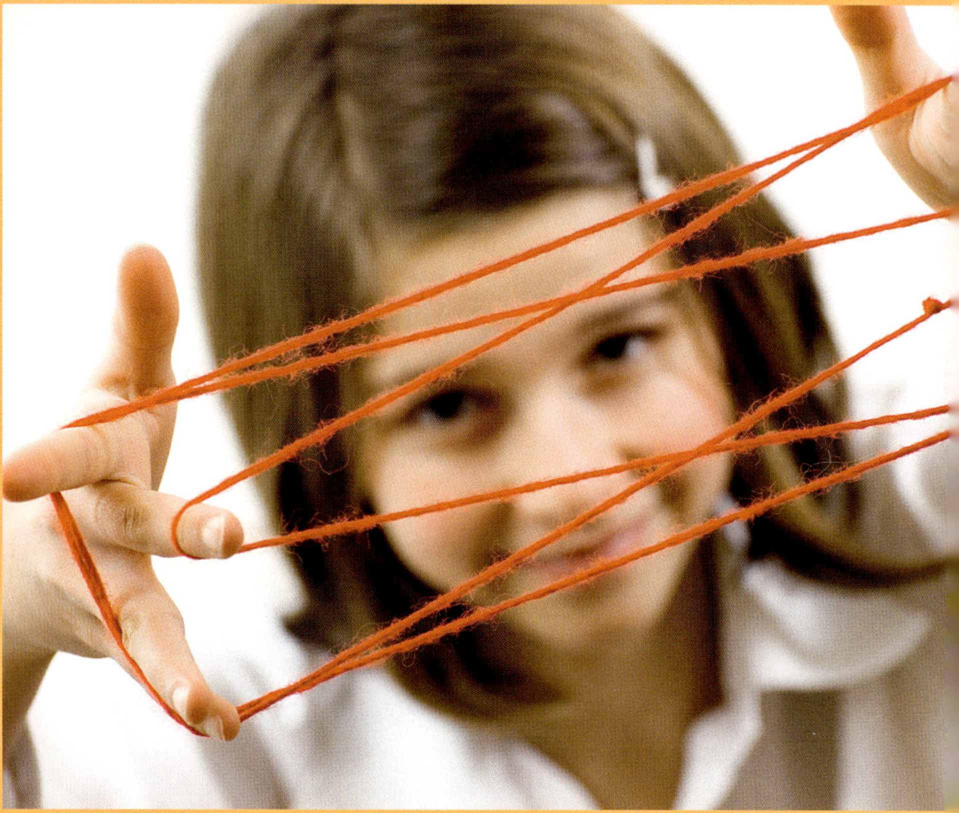

Die Stärkung der Tatkraft

Bindung ist Beziehung

Die Stärkung der Tatkraft

Bindung ist Grundbeziehung.

Mit der Realitätsbindung kehre ich wieder an den Anfang meiner Darstellung zurück. Die Realitätsbindung handelt von der Grundbeziehung zur Realität und der daraus folgenden Beziehungswirklichkeit. Das Erfassen der Bindungssituation, die Beschreibung der vorliegenden Symptome sowie das Knüpfen einer Vertrauensbeziehung – wie zu Beginn dargestellt – entsprachen bereits einem psychotherapeutischen Einfluss auf die Realitätsbindung. Verstrickungen, Beziehungsarmut, Angst vor Realitäten, Rückzug und mangelndes Zutrauen sind wenige Beispiele für die zahllosen Möglichkeiten, in der die Beziehung zur Realität beeinträchtigt werden kann. Wie die Beziehungsaufnahme zur Realität typischerweise erfolgt, was sie in Bewegung hält, welche Absichten, Ansichten und Aussichten hier bestehen, davon erzählt diese Dimension des Bindungsgeschehens.

Die Beziehungsgrundlage, der Boden der Realität, ist ein wesentlicher Stützpfeiler menschlichen Wohlbefindens. Hat mein Gegenüber dagegen „abgehoben“ und findet nicht mehr auf den eigenen Boden der Realität zurück oder verliert er oder sie gar den Boden der Realität, dann laufen sogenannte „Filme“ im Kopf ab. Es fehlt der Bezug zur Realität. Die wichtigste Grundlage der Psychotherapie, nämlich in Beziehung treten zu können, ist akut gefährdet. Auf dem Boden der Realität zu stehen, ist also eine fundamentale Vorraussetzung für das eigene Wohlbefinden. Entsprechend gibt es kaum eine größere Bedrohung, als den Boden der Realität, den die Realitätsbindung bereitet, zu verlieren. Die damit verbundenen Ängste singen ein schauderhaftes Lied davon.

Welche Alternative zeigt nun die Entwicklung der bindungsenergetischen Psychotherapie auf? Die Herzleistungskraft bietet einen Zugang zur eigenen Kraft (wie im Identitätsbindungskapitel beschrieben). Als Wille ausformuliert, geht mein Gegenüber mit eigenen Vorstellungen, Absichten und Plänen in die Beziehung zur Realität. Meine Absicht ist es, einen Boden der Realität zu finden, der nicht auf der Elternbindung basiert. Der alternative Boden der Realität gründet stattdessen auf der Verwurzelung in den eigenen Kräften und den dazugehörigen Beziehungen.

Die Verwurzelung in den eigenen Kräften löst den Elternrückhalt ab.

Die Elternbindung schafft einen Boden der Realität, auf dem das Kind einen sicheren Stand haben kann. Um diese Boden nicht zu gefährden, vergewissert sich das Kind, ob das eigene Tun und Lassen in den Augen der Eltern auf Zustimmung trifft. Ist der Beziehungsboden der Realität bedroht, tritt das im folgenden beschriebene Verhalten in den Vordergrund. Das Kind könnte das rückhaltlose Vertrauen in die Eltern verlieren. Somit wird das Kind sich in der Weise vergewissern, dass es für das eigene Handeln Bestätigung, Anerkennung und Zustimmung erhält. Diese Art des Handelns bezeichne ich als Rückversicherungstätigkeit oder bindungssichernde Tätigkeit.

Demgegenüber steht die Verwurzelung in der eigenen Herzleistungskraft mit der ihr innewohnenden Potenz und Intelligenz. Aufbauend auf ihr und verbunden mit festen Beziehungen (erwachsenen Bindungen) kann die Elternbindung, als Boden der Realität, ersetzt werden. Auf folgenden zwei Punkten baut also die Darstellung der Realitätsbindungsdimension auf:

- Die Herzleistungskraft kann einen Herzboden mit den dazugehörigen Herzbeziehungen ermöglichen.
- Dagegen braucht der Boden der Realität, der sich aus der Erfahrungen der Elternbindung ergibt, eine Rückversicherung, ob das, was mein Gegenüber tut oder lässt, auf diesem Boden in Ordnung ist.

Die Willenskraft kommt hier in der Weise ins Spiel, dass im ersten Fall der eigene Wille im Zentrum steht, während in der Rückversicherungstätigkeit der Elternwille (also das, was ihnen missfällt oder gefällt) im Mittelpunkt steht.

Dass die einzelnen Bindungsdimensionen nicht zu trennen sind, zeigt sich auch hier am Beispiel von Sprachbindung und Realitätsbindung. Kann mein Gegenüber den eigenen Willen formulieren, dann ist das Zur-Tat-Schreiten nicht weit. Ich folgte der Herzleistungskraft also nicht nur auf dem Weg zur Sprache, sondern auch auf dem Weg zur Tat. Der bisherigen Logik folgend stellte ich mir die Frage: Welche prägenden Erfahrungen können der Entfaltung der Willenskraft und der eigenen Taten entgegenstehen? Wie setzt sich der Elternwille oder der irgendeines Stellvertreters in meinem Gegenüber durch?

Schreitet die Herzleistungskraft zur Tat entsteht Tatkraft.

Die Praxis gab eine einfache Antwort. Es waren Soll-Erfahrungen und die daraus folgenden Orientierungsmuster, die vorgaben, welches Verhalten und welches Handeln im sozialen Leben erwünscht oder unerwünscht waren. Sie schreiben vor, was jemand zu tun oder zu lassen hat. Die extremsten Formen sind der Befehl, der keinen Handlungsspielraum lässt, oder die Willenlosigkeit von Eltern, die dem jeweiligen Gegenüber keinen Willen entgegensetzen, frei nach dem Motto „Mach doch, was du willst!“. Indem mein Gegenüber und ich begriffen, was er oder sie im Leben sollte, erfuhren wir den Hintergrund der Willensprägung.

Sollmuster stoppen das eigene Handeln.

Nun zum bindungsaufbauenden Prozess: Im gesunden Kreislauf verfolgte ich die Stärken der Herzleistungskraft auf dem Weg zum Willen, der sich dann im **Tun-Wollen** Bahn brach. Insbesondere

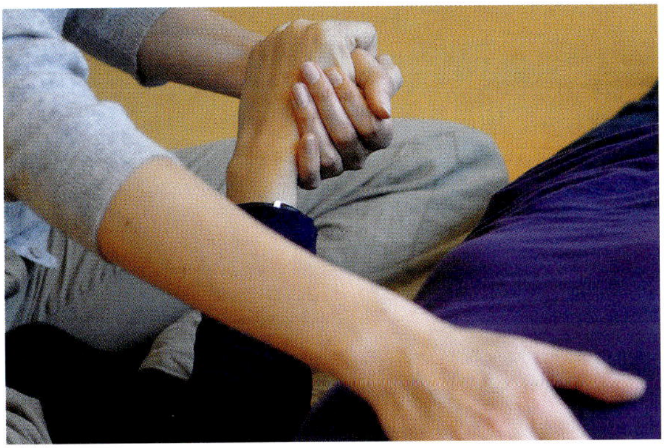

Bei der Behandlung der Arme entfaltet sich u.a. die Herztätigkeit.

die Entfaltung der Herzleistungskraft durch die Armbehandlung brachte eine von Herzen kommende Tätigkeit an die Oberfläche. Die in der Armbehandlung herausgefilterte, vom Herzen kommende Tätigkeit, kurz **Herztätigkeit** genannt, brachte das Tun-Wollen zur Tat. Mein Gegenüber erfuhr dadurch, was er oder sie am liebsten tut. Die Herztätigkeit war die Tätigkeit, die ihm oder ihr am „leichtesten von der Hand ging“. Über die

Die Herztätigkeit bildet einen Zugang zum Handeln.

Herztätigkeit eröffnete sich für mein jeweiliges Gegenüber ein Zugang, der ihn oder sie zum Handeln brachte.

Der „Motor" Ihrer Tatkraft

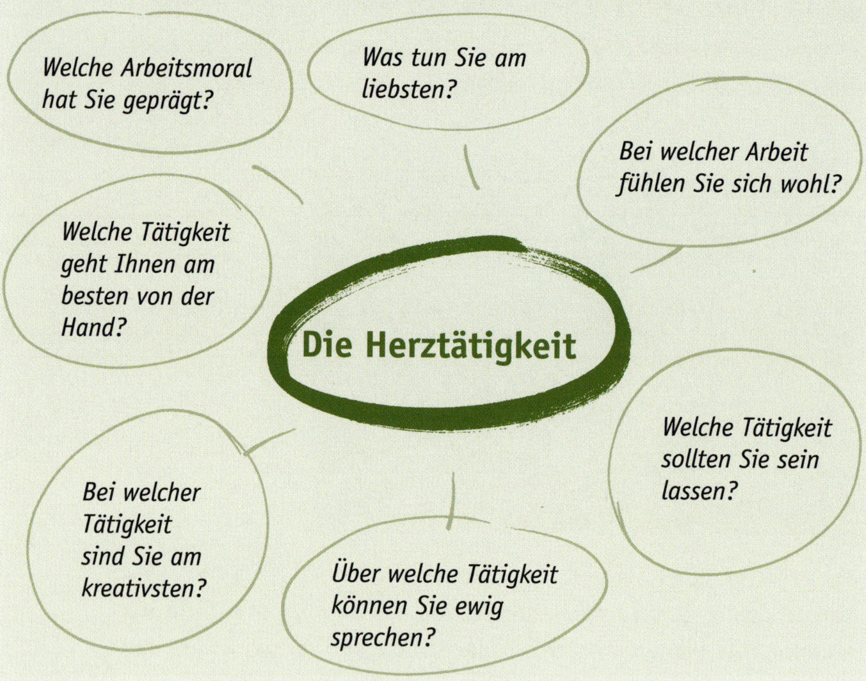

Der Aufbau und die Bestimmung der vom Herzen kommenden Tätigkeit bildet einen Grundstein, um wieder die volle Herzleistungskraft zu entwickeln.

Waren die Handlungserfahrungen meines Gegenübers so ausgefallen, dass die Rückversicherung bei den Eltern oder anderen Vertretern notwendig war, dann geriet die „freie Fahrt“, welche aus der Herztätigkeit stammte, ins Stocken. Stattdessen musste eine Rückversicherungstätigkeit entwickelt werden. Das heißt, ich unterschied die Herztätigkeit von der bindungssichernden Tätigkeit. Somit baut die Behandlung auf folgendem Wirkdreieck auf:

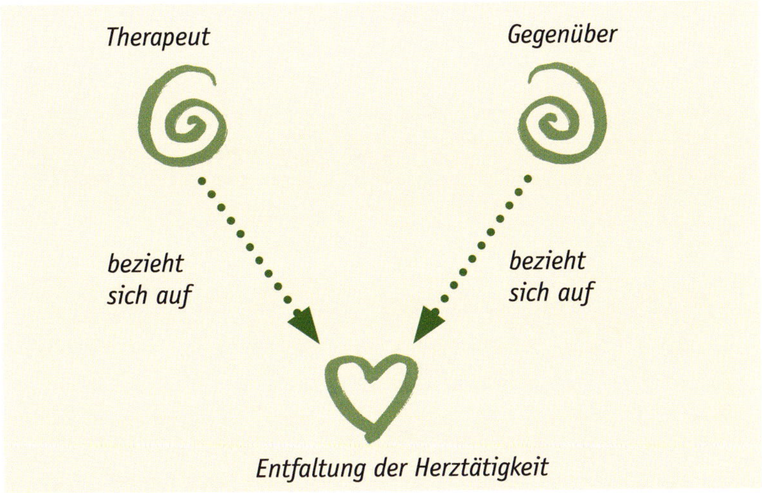

Gelingt es die Herztätigkeit zu entfalten, dann hat mein Gegenüber „freie Fahrt“, er oder sie schreitet zur Tat und kommt ins Handeln. Das Handeln ist vom Herzwillen bestimmt. Ihre oder seine Beziehung zur Wirklichkeit ist unmissverständlich. Die Herzleistungskraft ist die Grundlage, der Boden, auf dem dieses Beziehungsgeschehen fußt. Ist in dieser Bindungsdimension eine emotionale Gebundenheit aktiv, dann bedarf es einer mehr oder weniger ausgeprägten Rückversicherung für jeden

Handlungsschritt. Die Bestätigung durch wichtige Beziehungen ersetzen dann den eigenen sicheren Boden. Sind diese wichtigen Menschen der Meinung und der Ansicht, dass mein nächster Schritt richtig ist? So oder ähnlich mag mein Gegenüber sich fragen. Die Entfaltung der Herztätigkeit bringt die volle Herzleistungskraft zur Tat. Mit einem Wort, mein Gegenüber entwickelt Tatkraft. Deren Entfaltung bewirkt das Gefühl „freie Fahrt" zu haben, beziehungsweise das tun zu **können**, was ich tue. Die Beziehungsrückversicherung stoppt hingegen den Vollzug, das heißt, sie stoppt die Handlung. Noch einmal schematisch betrachtet:

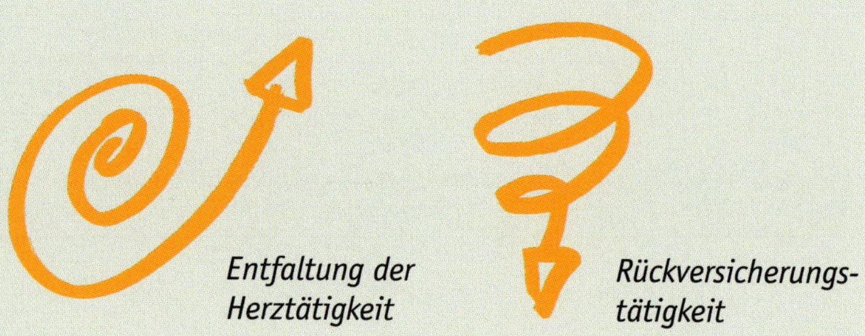

Nur auf sicherem Boden kann sich die Herztätigkeit entfalten.

In der Herzleistungskraft sein heißt voll bei Kräften sein.

Im Falle der Entfaltung der Herztätigkeit ist der Boden der Realität und die damit verbundene Grundbeziehung zum Leben nicht in Gefahr. Ist die Erfahrungsgrundlage aber, dass die Grundbeziehung brüchig, uneindeutig oder anderweitig bedroht war, dann ist die Rückversicherungsaktivität der verzweifelte Versuch, sich sichere Grundbeziehungen zu verschaffen. Den eigenen Handlungsrahmen abzusichern ist dann wichtiger, als mit dem eigenen Tun-Wollen fortzufahren. Die Angst vor den Konsequenzen ist größer als der mutige nächste Schritt. Der „Drang nach Bestätigung" ist für mich ein Kennzeichen, dass mein Gegenüber nicht das sichere Gefühl hat, dem eigenen Willen auch Taten folgen lassen zu können.

Beispiel

Ich möchte hier das Beispiel eines jungen Mannes nennen. War der junge Mann in seiner Kraft, entfaltete sich seine Herzleistungskraft, dann trat diese als *Fürsorgekraft* in Erscheinung. Bestand für ihn dagegen die Notwendigkeit, sich in irgendeiner Weise bindungssichernd zu verhalten, dann erschien seine Kraft als *Verstandeskraft*.

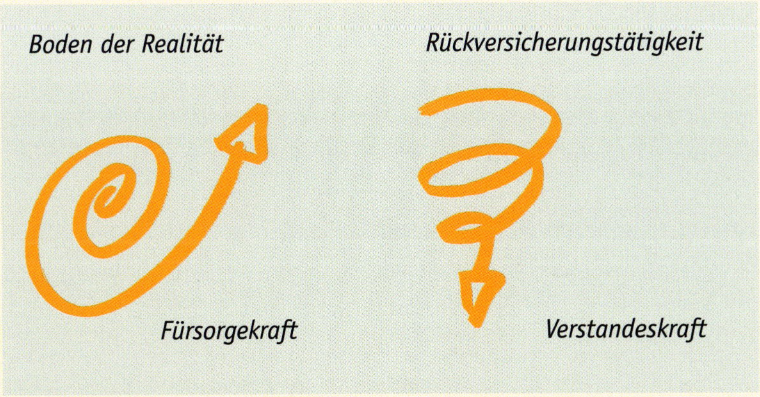

Sowohl seine Verstandesprägung, als auch das gehirndominierende Bindungsmuster *über den Kopf kommen* fanden hier einen Ausdruck. Handelte er aus der *Fürsorgekraft*, entfaltete sich seine Kraft „aus dem Körper". Die ganze Person kam zur Wirkung. Sah er sich dagegen gezwungen bindungsaktiv zu werden, also im hier beschriebenen Zusammenhang rückversicherungsaktiv zu sein, dann war er nur „vom Kopf her tätig".

Im Einzelnen gestaltete sich der Ablauf so: Die Rückversicherungsaktivität hatte sich gebildet aus dem Soll-Muster, *du sollst verstehen.* Er führte dieses Soll-Muster im Laufe seines Lebens in der Weise fort, dass er ein *Verstehen-Wollen* als Kopftätigkeit entwickelte. Der Wille seiner Mutter, der sich im *Du-sollst-Verstehen* kundtat, fand hier eine Fortführung in einem scheinbaren Eigenwillen *ich will verstehen.* In seinem *Verstehen-Wollen* setzte sich der Wille der Mutter als Schlüssel zur Mitteilung und Beziehungsführung fort. Seine Verstehensbeziehung zur Realität, welche ihm die Sicherheit eines Realitätsbodens vermittelte, war also die aus seinen prägenden Erfahrungen hervorgegangene Beziehungsform.

Mein therapeutisches Anliegen ist aber nicht die Aufarbeitung der Mutterbeziehung, sondern das Beenden des *Verstehen-Wollens*, da hier die Muttererfahrungen gebunden sind. Außerdem ist das *Verstehen* nur Rückversicherungstätigkeit und nicht etwa eine Form echten Verständnisses. Auch hier hatten er und ich wiederum einen Teufelskreis der Rückversicherungstätigkeit entdeckt.

Teufelskreis

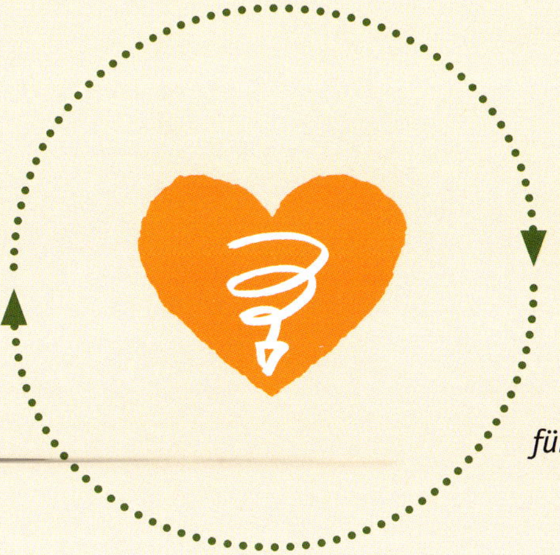

Der Teufelskreis offenbarte uns, dass hinter dem *Du-sollst-Verstehen* demütigende Erfahrungen verborgen waren. Sie basierten auf der Herzbotschaft „Du kapierst es ja doch nicht!". Auf sein Leben hatte dieser Teufelskreis die Wirkung, dass er es zumeist bei „Verstandestaten" bewenden ließ. Das Zutrauen, Schritte zu wagen und zu gehen, war erschüttert. Auf sein Beziehungsleben hatte das *Verstehen-Wollen* den Effekt, dass er einen ausgeprägten Selbstbezug entwickelte. Das Beziehungsgeschehen brachte ihn auf die Spur, dass er entweder selber noch etwas verstehen oder aber von anderen verstanden werden wollte. Die Folge waren unweigerlich Beziehungsdebatten und unfruchtbare Streitereien.

Durch die Rückversicherungstätigkeit wird ein Selbstbezug erzeugt.

Was konnte nun seine *Fürsorgekraft* dagegensetzen? Zu welcher Herztätigkeit führte seine *Fürsorgekraft*? Wir fanden heraus, dass der Begriff *Kümmern-Wollen* die Tätigkeit treffend umschreibt, die ihn ins Handeln brachte.

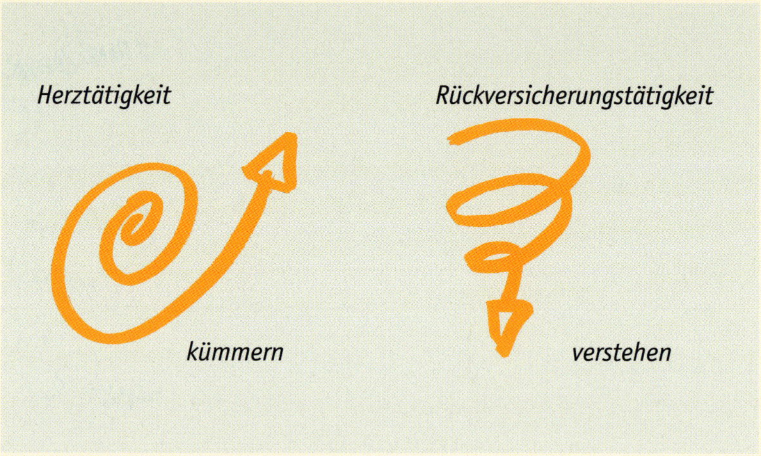

Die bindungsenergetische Psychotherapie unterscheidet das eigene Handeln-Wollen vom beziehungssichernden Handeln. Während also das *Verstehen* darum bemüht ist, in Beziehungen klarzukommen (und sich gerade dabei in ihnen verstricken zu können), ist das *Kümmern* auf klare Taten aus. Während das *Verstehen* einen Selbstbezug hervorbringt führt das *Kümmern* zum Objektbezug. Aus dem *Kümmern* heraus entwickelt mein Gegenüber dann mehr Taten und entfaltet dabei mehr Tatkraft. Wir gelangen also in einen aufbauenden Kreislauf, der wie folgt aussieht:

Herzkreislauf

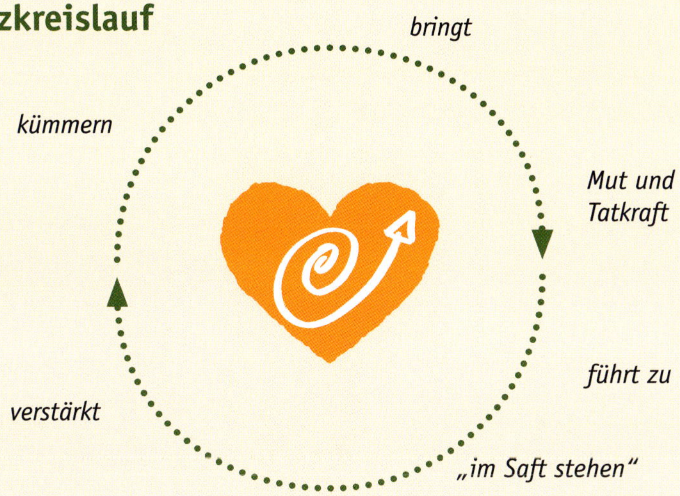

Wie der Kreislauf aufzeigte, war es die Herztätigkeit, welche ihm männliche Kraft brachte. Die Entfaltung der Herztätigkeit ist der Hebel, um die Herzleistungskraft in Gang zu halten.

Über das *Kümmern* gelingt es meinem Gegenüber, in der eigenen Kraft zu sein, oder um einen anderen Ausdruck zu gebrauchen, es gelingt ihm „voll im Saft zu stehen“. Wenn er *kümmernd* tätig wird, kommen fruchtbare Taten, wenn er *verstehen* will, bleibt er im Selbstbezug und handelt unproduktiv. Doch auch hier kann die Erfahrungsgebundenheit so stark sein, dass der Einbezug des Körpers notwendig erscheint. Da das eigene Tun Konsequenzen hat, lässt es keinerlei „Verhaltensspielraum“. Wir begegnen der Entscheidungsfrage: Entweder – oder? bzw. Hat er es getan oder hat es nicht getan?

Die Entfaltung der Herztätigkeit ist der Hebel, um die Herzleistungskraft in Gang zu halten.

Die Rückgebundenheit dagegen verlangt eine Bestätigung. Darf ich dieses oder jenes tun? Ist es erlaubt oder verboten? Um diese Rückversicherung zu gewährleisten, richten sich Menschen nicht nur nach den Worten. Die Richtungsgebundenheit ist auch eine Blickgebundenheit. Blicke sagen bekanntlich mehr als tausend Worte. Man kann an ihnen ablesen, welches Urteil der Blick fällt. Ist er z.B. böse, abweisend, strafend oder ermunternd, dann transportiert der Blick direkte Handlungsanweisungen. Ist jemand an Blickerfahrung gebunden, dann steht und fällt damit auch, was jemand tun kann und was nicht.

Da – körperlich betrachtet – die Rückversicherung über den Blick erfolgt, war die Behandlung der Augen von vordergründigem Interesse. Mein Gegenüber erfährt beispielsweise in der Augenbehandlung (hier liegt die Hand auf der Stirn), welche Blickerfahrungen den eigenen Blick, den Blickwinkel und damit den eigenen Horizont geprägt haben.

Behandlungsform: Wirkinformationsfluss zu den Augen.

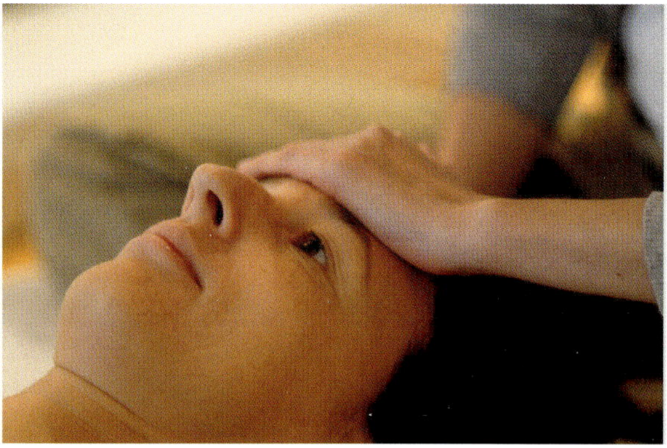

Auch sprachlich geschieht die Rückversicherung durch den Drang, für die eigenen Ansichten und das eigene Tun Bestätigung zu erhalten. Eine emotionale Gebundenheit zeigt sich dann vielleicht in einer Abhängigkeit von den Ansichten wichtiger Personen oder als Wankelmütigkeit hinsichtlich der eigenen Positionen.

Den prägendsten Einfluss hat hier der Blick der Eltern, an den mein Gegenüber richtungsgebunden sein kann. Hier bietet die Augenbehandlung in der bindungsenergetischen Therapie ein sanftes Instrumentarium, um einen Zugang zum Blickgeschehen (salopp gesagt: Was blickt jemand eigentlich?) zu ermöglichen. Die Haupttätigkeit, um die Rückversicherung zu gewährleisten, ist dann die bindungssichernde Tätigkeit. Ich möchte meinem Gegenüber durch den Aufbau der Herztätigkeit ermöglichen, weitestgehend auf die bindungssichernde Tätigkeit zu verzichten. Rückversicherungserfahrungen wie etwa „Wag es ja nicht, das zu tun!“ oder „So brauchst Du dich hier nicht mehr blicken zu lassen!“ drohen dagegen mit Beziehungsabbruch. Das rückhaltlose Vertrauen ist erschüttert. Mein Gegenüber wird vorsichtig. Während rückhaltloses Vertrauen dazu führt, dass mein Gegenüber freie Fahrt hat und entsprechend in Fahrt kommen kann, bremst die Gebundenheit an die Rückversicherung eben diese Fahrt!

Am Blick lässt sich das Wohlwollen oder die Böswilligkeit (um zwei Extreme zu nennen) direkt ablesen. Die kopfmotorische bzw. Bindungstätigkeit zur Sicherung des Rückhaltes schafft eine Abhängigkeit von den Ansichten anderer.

Beispiel

Greifen wir noch einmal das dargestellte Beispiel auf:

Teufelskreis

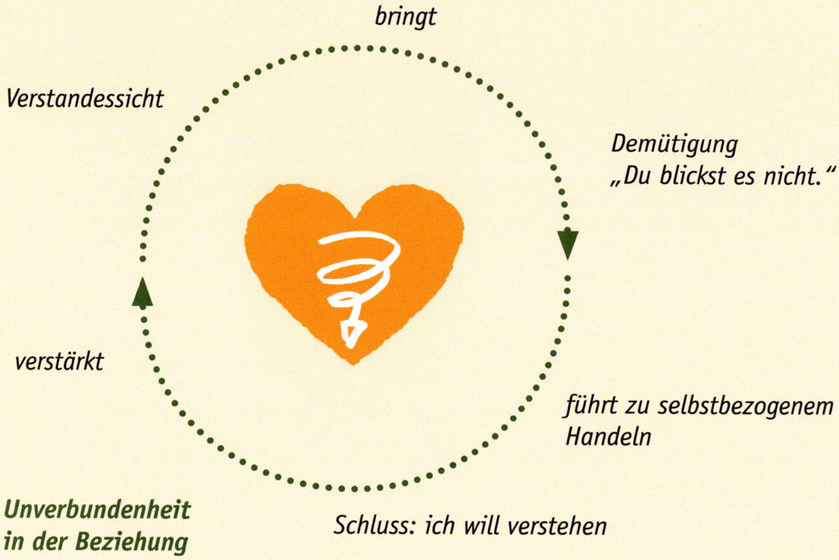

Die Demütigungserfahrungen waren, so zeigte es die Augenbehandlung, auch Blickerfahrungen. Durch die Augenbehandlung konnten wir erfahren, dass dieser Kreislauf auch eine Welt- und Selbstsicht beschreibt. Im Falle meines Gegenübers war diese Sicht eine *Verstandessicht*. Die *Verstandessicht* bildete seinen Boden der Realität. Gleichzeitig betonte diese Sicht die Selbstsicht und Selbstbezogenheit. Daraus entsprangen in seinem Leben Beziehungsschwierigkeiten, weil insbesondere seine festen Beziehungen unter der Selbstbezogenheit litten, da er diese zu wenig im Blick hatte. Ein Wechsel der grundsätzlichen Perspektive, so begriff ich, führt dazu, dass sich ein anderer Boden der Realität auftut. Daraus folgt wiederum eine andere Art Beziehungen zu führen. In seinem Fall hieß das: Mit der *fürsorglichen Kraft* wurde seine Herzpotenz *Gutmütig-Sein* transportiert. Sie begann, seinen Blick zu dominieren. Dieser Blick vermittelte das Gefühl des Wohlwollens in Form der Botschaft „Ich meine es gut mit dir". Die *gutmütige* Beziehung zur Realität entfaltete seine Herzkraft. Aus der *Fürsorgekraft* konnte er eine *verantwortliche Sicht* entwickeln. Dieser Sichtwechsel ist ein entscheidendes Ziel der Behandlung von Realitätsbindungsstörungen.

Die bindungsenergetische Psychotherapie unterstützt das Führen einer Herzbeziehung auf der Basis einer eigenen Sicht.

Herzkreislauf

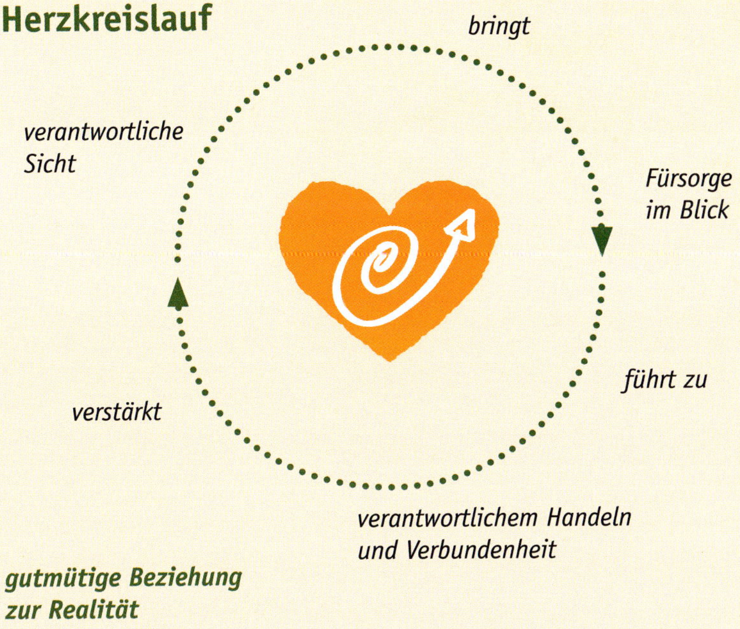

Über diesen Kreislauf wird die Herzbeziehung am Laufen gehalten. Von der Position aus ist es möglich, sich die Erfahrungen und Ängste, die mit einem unsicheren Realitätsboden verknüpft sind, zu erschließen. Außerdem gibt ihm dieser Kreislauf aus Verantwortung, Fürsorge und Verbundenheit einen sicheren Stand. Darauf kann eine feste Beziehung aufbauen.

Die *Verstehenssicht* konnte durch eine *verantwortliche Sicht* ersetzt werden. Ihr Wohlwollen und ihre Kraft drängten zur Tat. Seine Kraft zu lieben, konnte sich dann ungehinderter ausdrücken. Während ihm in der *Verstandessicht* das Liebesglück versagt blieb und sie außerdem eine negativ geprägte Sicht war, die das Zutrauen und die Zuversicht untergrub, baute nun die *verantwortliche Sicht* Tatkraft auf, aus der er Zutrauen und Zuversicht schöpfen konnte. Die Tatkraft bildet dann die Grundlage seiner Herzbeziehungsführung.

Die Behandlung der Augen

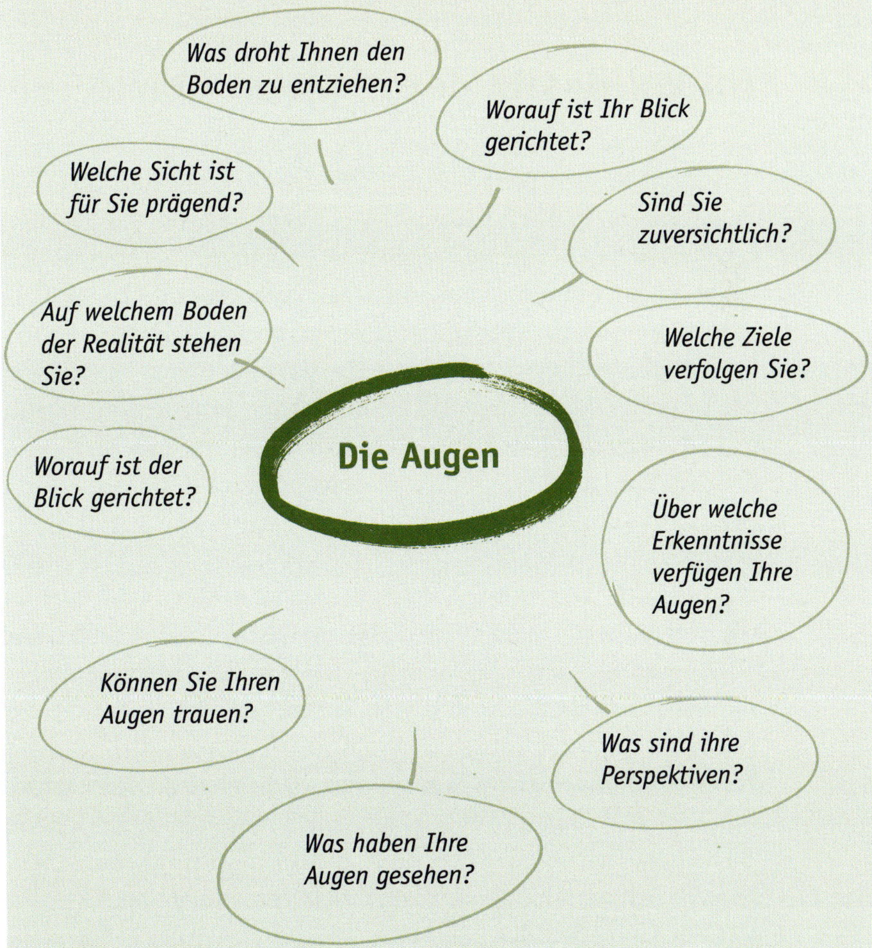

Die bindungsenergetische Psychotherapie eröffnet neue Sichtweisen.

Der Kreis schließt sich

Im Vollbesitz der eigenen Kräfte

Wieder angekommen auf dem Boden der eigenen Realität, möglichst im Vollbesitz der eigenen Kräfte, möchte ich meinem Gegenüber noch einen abschließenden Überblick über die Ergebnisse der bindungsenergetischen Psychotherapie geben. Die Spannbreite dieses Therapieansatzes ist groß. Sie reicht von der Krisenintervention, in der eine Lebenssituation einer intelligenten Lösung bedarf, über die herzstärkende Intervention (wenn mein Gegenüber eine zeitweilige Unterstützung möchte), über die Behebung **einer** Gebundenheit an eine Bindungsdimension (was der häufigste Fall ist), bis hin zu eingehender Behandlung des gesamten Kreislaufes.

Welches Anliegen mein jeweiliges Gegenüber auch hat, in welcher Bindungsdimension die Schwierigkeiten meines Gegenübers auch liegen mögen, am Ende der jeweiligen Therapie (welchen Zeitraum sie auch immer umfasste) mehren sich die Zeichen, dass der therapeutische Schutzraum zu eng wird. Der Drang, sich von der Therapie lösen zu wollen und die zunehmende Verwurzelung in der eigenen Kraft sind untrügliche Kennzeichen, dass die Zeit der Therapie (deren Dauer vom jeweiligen Anliegen und des Umfanges der Symptome bestimmt wurde) gekommen ist. Schauen mein Gegenüber und ich uns das abschließende Therapiebild anhand der zwei Kreisläufe noch einmal an, dann erkennen wir verschiedene Lesarten.

Der gesunde Kreislauf

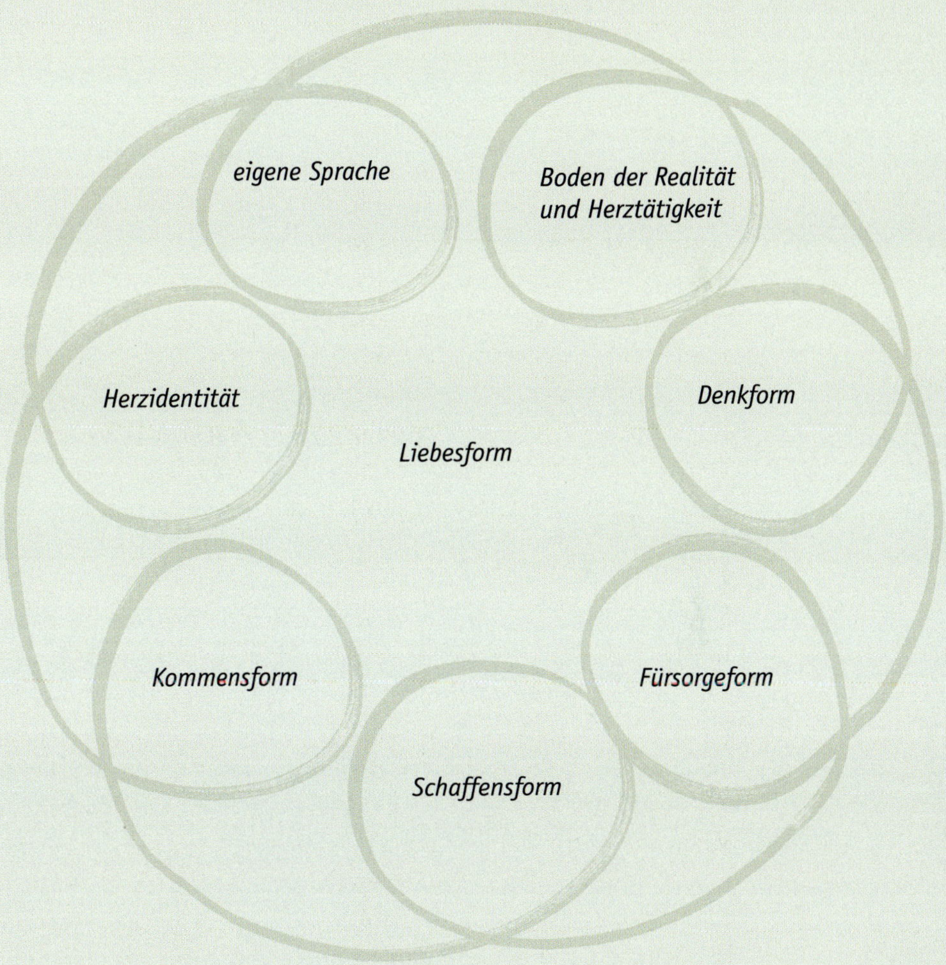

Der erfahrungsgebundene Kreislauf – Teufelskreis

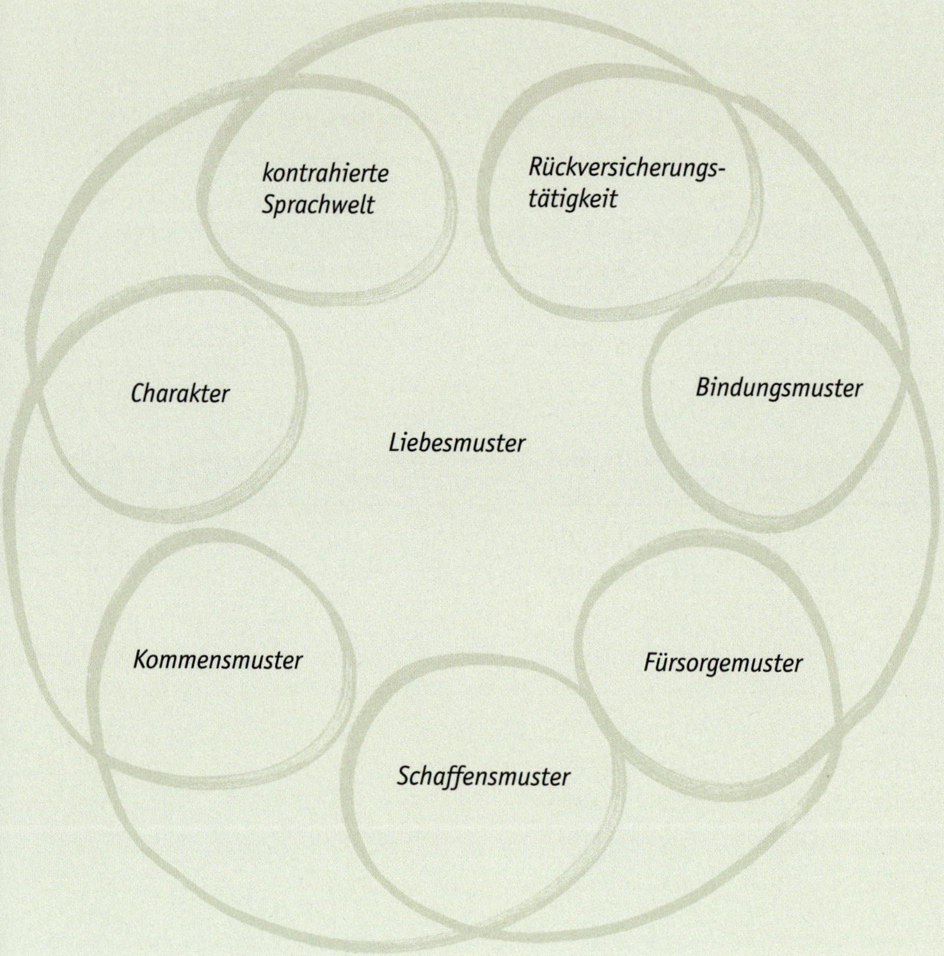

Während der Teufelskreis eine emotionale Gebundenheit an Erfahrungswelten beschreibt, eröffnet der gesunde Kreislauf einen Zugang, um den jeweils betroffenen Bindungszugang und damit neue Erfahrungen zu finden und wieder ins Laufen zu bringen.

Generell haben mein Gegenüber und ich unterschiedliche Zugänge zu neuen Erfahrungswelten geschaffen. Die Orientierung und die Verwurzelung in den Erfahrungswelten, die durch andere Zugänge ermöglicht werden, haben zwei Konsequenzen. Zum einen ermöglichen die neuen, herzstärkenden Zugänge zu verschiedensten Erfahrungswelten spezifische Arten des Wohlbefindens. Daraus kann mein jeweiliges Gegenüber eine spezifische Kraft schöpfen, etwa mehr Willenskraft oder mehr kreative Kraft.

Zum anderen werden Erfahrungen, die vorher gebunden waren, erschlossen. Dadurch wird das Bewusstsein für die prägenden Einflüsse im Leben meines Gegenübers geschaffen. Dieses Bewusstsein und die möglichst individuell erfassten Formulierungen sind der zukünftige Schutz gegen „Rückfälle" in alte Fahrwasser. Da prägende Erfahrungen sich tief in jedem Menschen verankern und die äußeren Umstände vielfach an den Kräften zehren können, kann es ein erneutes „Hineinrutschen" in Muster geben. Deshalb bietet der bindungsaufbauende Prozess die Möglichkeit, wieder „auf den Damm zu kommen".

Wenn sich ein „Wiederhineinrutschen" in alte Bahnen ereignet, bilden die neu geschaffenen Zugänge einen Ausweg.

Beispiel: Der Zugang zum Fürsorgeaufbau, der im entsprechenden Kreis zusammengefasst ist, bietet einen Ausgang aus der damit zusammenhängenden **Fürsorgeerfahrungswelt**. Im Beispiel aus dem Fürsorgekapitel verlässt die Frau die Erfahrungswelt, in der sich alles um *für Anerkennung sorgen* dreht, und *sorgt* stattdessen *für geistigen Austausch*.

Als weitere Lesart eröffnen die Kreisläufe einen Bindungsaufbau, der die Verbundenheit zu der jeweiligen **Kraft** verbessert.

Beispiel: Der Zugang zum geistigen Bindungsaufbau, der im entsprechenden Kreis auf eine Formel gebracht ist, baut Geisteskraft auf. Während im Beispiel aus der geistigen Bindung das *fürsorgliche Denken* die Geisteskraft der Frau entfaltet hatte, hat das Denkmuster *ich kann nicht denken* die Geisteskraft gebunden.

Die bindungsenergetische Psychotherapie schafft eine Verbundenheit zu den eigenen Kräften.

Aufgrund der vorliegenden Symptome zu Beginn der Behandlung gibt es bei meinem Gegenüber auch häufig eine Schwachstelle. Also einen Kreis, den es im Auge zu behalten gilt.

Beispiel: Eine Gebundenheit an die Kompetenzbindung hat die Kreativkraft nachhaltig erschöpft. Deshalb wird auf die Fürsorge für die Kreativkraft in diesem Falle besonderer Wert gelegt. Die therapeutische Veränderung kann sich dann beispielsweise auf die Veränderung des sozialen Rahmens beziehen, der die Kindheit prägte. Somit kann sich die Frau aus Lüdenscheid inzwischen, neben ihren ursprünglichen sozialen Kreisen, auch

Die bindungsenergetische Therapie ermöglicht den sozialen Rahmen zu verändern oder sich darin zu verwurzeln.

in Akademikerkreisen bewegen, ohne sich unwohl zu fühlen. Um eine stabile psychische Gesundheit zu gewährleisten, geht die Entwicklung von Bindungsfähigkeiten mit dem Therapieverlauf einher.

Einige wichtige Bindungsfähigkeiten

Realitätsbindung	*Beziehungsfähigkeit*	*bessere Beziehungen*
geistige Bindung	*Denkfähigkeit*	*mehr Lernfähigkeit*
Fürsorgebindung	*Arbeitsfähigkeit*	*verbessertes Arbeitsleben*
Kompetenzbindung	*Lösungskompetenz*	*mehr auf die Reihe bringen mehr Möglichkeiten*
Intimbindung	*emotionale Kompetenz*	*sicherer Umgang mit Gefühlen und Entfaltung der eigenen Potenzen*
Identitätsbindung	*Stehvermögen*	*Wer bin ich und was passt zu mir?*
Sprachbindung	*Kommunikationsfähigkeit*	*mehr Austausch, Planungs- und Organisationsfähigkeit*

Diese generellen Bindungsfähigkeiten lassen sich dann im besonderen Fall wie immer passgerecht an die jeweilige Person angleichen.

Beispiel: Die Vertauensfähigkeit in Beziehung fehlte meinem Gegenüber, um beziehungsfähig zu sein (und zwar nur diese!) oder: die Fähigkeit zu mutigen Schritten fehlte ursprünglich und mit dem Erwerb dieser Fähigkeit wird beispielsweise die Arbeitsfähigkeit wieder hergestellt. Oder als letztes Beispiel das „Stehen zu den eigenen Vorlieben" war der entscheidende fehlende Baustein, um das eigene Stehvermögen zu entwickeln.

Die bindungsenergetische Psychotherapie erweitert die Bindungsfähigkeiten.

Auch wenn ich als bindungsenergetischer Psychotherapeut schaue, welche Bindungsdimension gerade aktiv ist und wie darauf bezogen der therapeutische Aufbau des gesunden Herzkreislaufes aussehen kann, ist doch die grundlegende Beeinträchtigung, die zu den Symptomen des (krankmachenden) Teufelskreislaufes führten, zumeist nur einer **einzigen** Bindungsdimensionseinschränkung anzulasten.

Mein Gegenüber braucht hier einen klaren Schnitt.

Beispielweise entwickelte der junge Mann aus dem Realitätsbindungskapitel eine Fähigkeit, die er vor der Therapie nicht von sich kannte. Er begann in zunehmendem Maße Fürsorge zu tragen.

Doch nicht nur der Bindungszuwachs steht am Ende der Behandlung. Auch die Entbindung zeigt ihr Gesicht. Am Ende der Therapie steht dann ein Schnitt, der mit der Abnabelung von den Teufelskreisen einhergeht. Der Schnitt, d.h. die **Abnabelung**, sieht nach außen häufig relativ unspektakulär aus. Sie ist jedoch für mein Gegenüber ein entscheidender Schritt. So wechselte die Frau aus dem Sprachbindungskapitel

In die eigene Interessenspur zu finden, hat eine Veränderung in der Grundorientierung zur Folge.

von der *Verstehensspur* in die *Erfolgsspur*. Der Spurwechsel hatte eine Veränderung der Grundorientierung zur Folge.

Vom Herzen her wird die Therapie damit beendet, dass die frühere „Bindungssache" durch eine eigene neue Herzenssache ersetzt wird. Folglich hat mein Gegenüber dann auch hauptsächlich etwas anderes im Kopf als vorher. Die daraus erwachsenden Früchte unterscheiden sich natürlicherweise. Mit anderen Worten: Der Schwerpunkt im Leben meines Gegenübers verschiebt sich. Das Geldverdienen etwa und der damit verbundene Sozialstatus im Berufsleben ist bei dem Draufgänger (aus dem Intimbindungskapitel) eine wichtige Sache geworden, während die Frau aus dem Fürsorgekapitel ihre Beziehung und Familie in den Mittelpunkt gerückt hat. Für sie ist dagegen die Bedeutung des Geldes in den Hintergrund gerückt. Der soziale Bezug zu unserer Gesellschaft konnte sich also wandeln und ermöglichte es, eine neue Position zu finden.

Mein Gegenüber findet eine neue Herzenssache.

Die Be- und Entlastungen, die durch die veränderte Fürsorgebindung und Intimbindung ermöglicht werden, sorgen für eine Veränderung im Lusterleben. Die Frau aus dem Intimbindungskapitel muss somit nicht mehr dafür sorgen, dass *da noch was kommen muss.* Sie kann jetzt Lust und Spaß in ihr Leben einfließen lassen. Dadurch erhält ihr Leben, welches zu einem großen Teil aus Arbeit bestanden hatte, ein eigenes Freizeiterleben. Sie kann besser für Entlastung sorgen und findet eine Quelle des Wohlbefindens.

Mein Gegenüber kann besser für Entlastung sorgen und findet eine Quelle des Wohlbefindens.

Die bindungsenergetische Psychotherapie erschließt ebenfalls eine neue Herzquelle, welche dem Wohlbefinden dient. Die Quelle von Bedenken, das Gewissen, konnte bei dem Draufgänger ersetzt werden durch eine Quelle von Intelligenz. Da sich die bindungsenergetische Therapie darum bemüht, in einem anderen Fahrwasser mit neuen Beziehungsformen zu schwimmen, bedarf es insbesondere einer Veränderung der Herztätigkeit. Sie kann neue Tätigkeitsfelder erschließen. Im Beispiel der sesshaften Frau aus Lüdenscheid wird das bindungssichernde *Kümmern-um-Haus-und-Hof* ersetzt durch das *Lehren*. Das *Lehren* wird dann zu einer Quelle anderer Taten und eines veränderten Handelns. Die bindungsenergetische Psychotherapie kann neue Tätigkeitsfelder erschließen helfen.

Die bindungsenergetische Psychotherapie kann neue Tätigkeitsfelder erschließen helfen.

Das bedeutendste Ergebnis der bindungsenergetischen Psychotherapie besteht darin, eine dauerhafte Beziehung zum eigenen Herzen aufzubauen. Dadurch wird mein Gegenüber in die Lage versetzt, die Stimme des Herzens zu entschlüsseln und somit einen sicheren Partner neben sich zu haben. Darüber hinaus kann er oder sie besser auf das eigene Herz aufpassen, damit die Leistungskraft des Herzens, welche jeden Menschen durch das ganze Leben trägt, zur Quelle des eigenen Wohles wird.

Auf einen Blick

Rundherum Wohlfühlen - eine besondere Art „wohlhabend“ zu sein

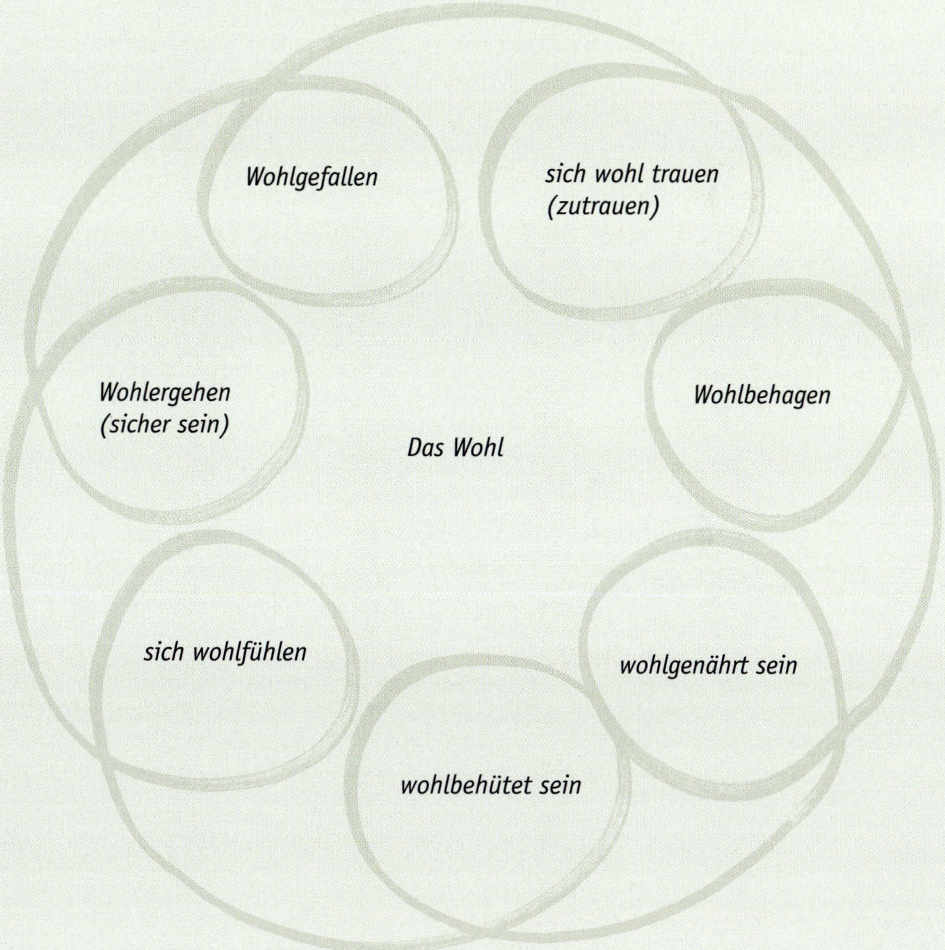

Einige Bindungsfähigkeiten

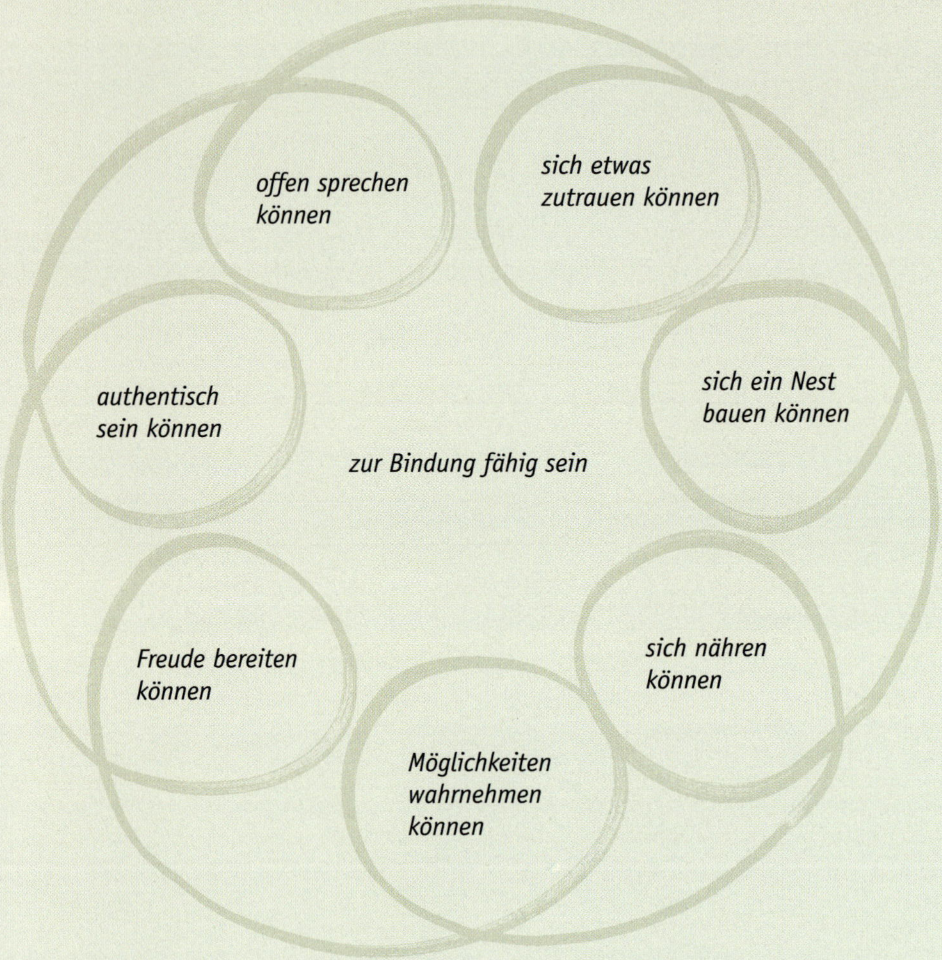

Herzbehandlung in den Bindungsdimensionen

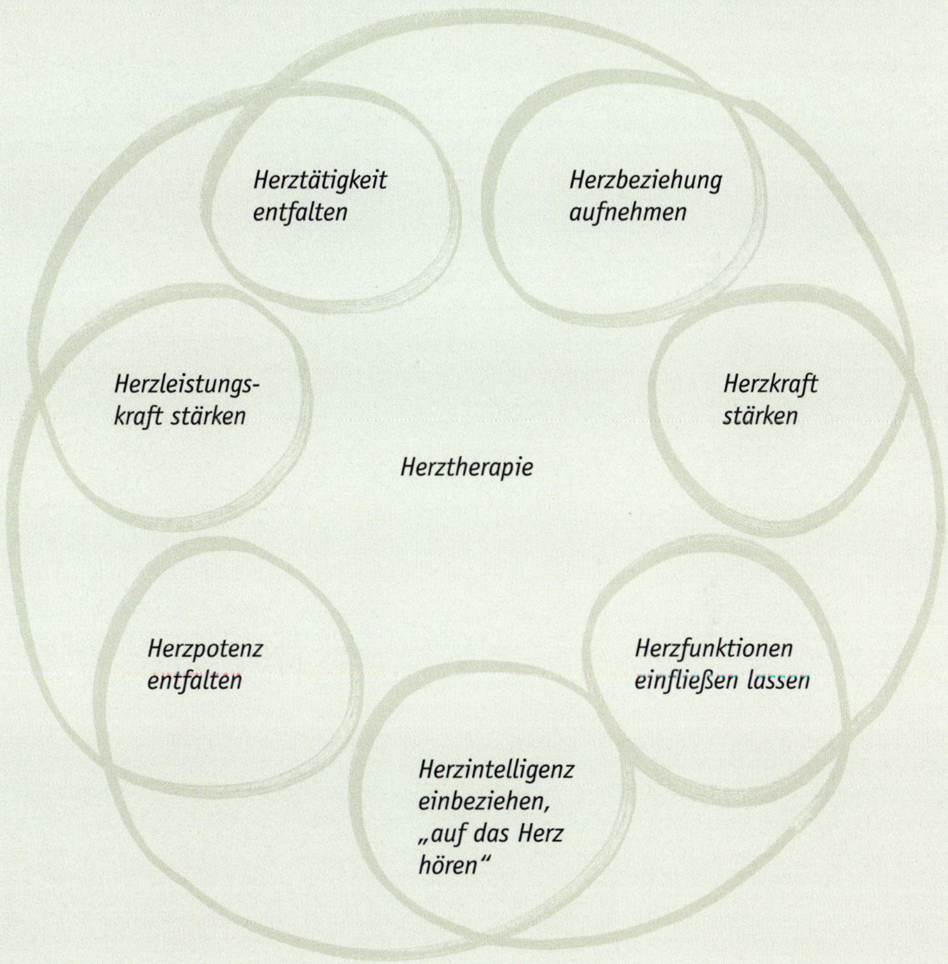

Die Bindungsdimensionen

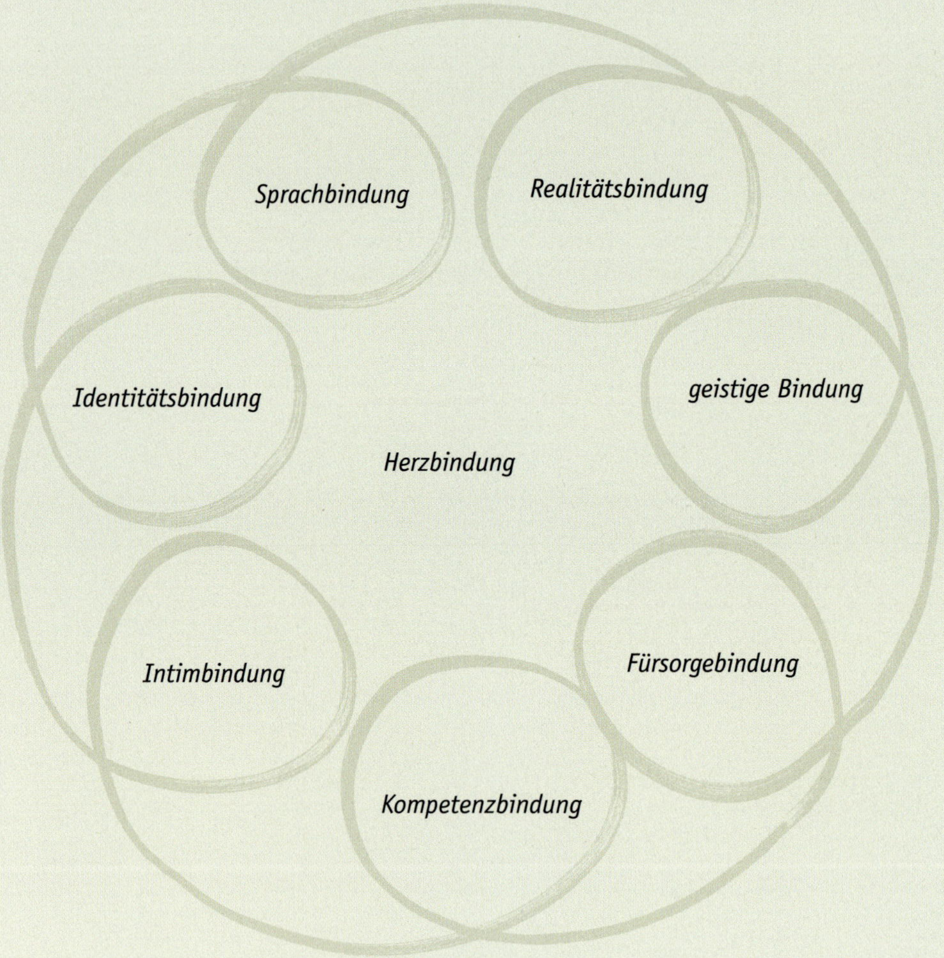

Die Kräfte in den Bindungsdimensionen

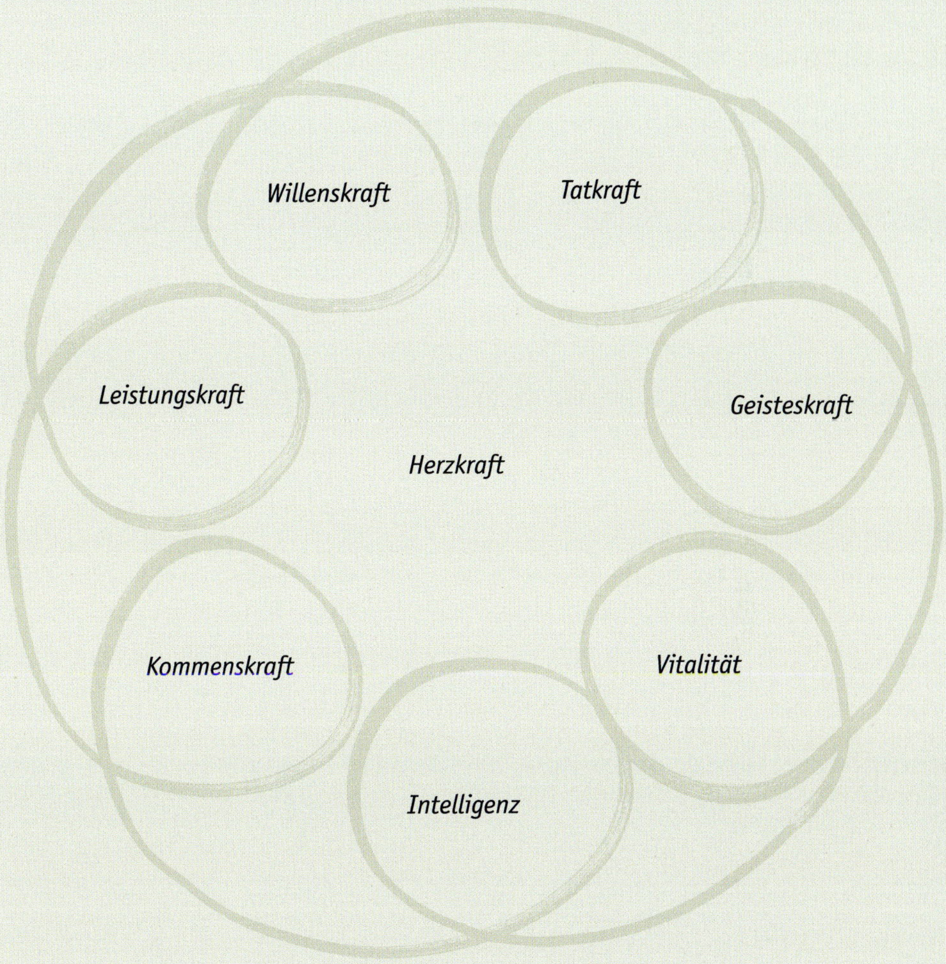

Strömungen und Einflüsse

Ich möchte die großen Strömungen skizzieren, die maßgeblich auf mich gewirkt haben. Auf der Hand liegt der Einfluss durch die Bindungstheorie, sowie durch die Männer und Frauen, welche sie begründet haben. Die bindungsenergetische Psychotherapie ist ein Versuch, die Bindungstheorie für die therapeutische Praxis umzusetzen. Da Bindung in unmittelbarem Zusammenhang mit der „Unreife" des menschlichen Gehirns nach der Geburt steht, haben die Ergebnisse der modernen Gehirnforschung mich nachhaltig inspiriert.

Insbesondere die Bücher von Joachim Bauer und Gerald Hüther möchte ich hier erwähnen. Im Konzept vom gehirndominierenden Bindungsmuster, sowie der Bedeutung des Blickes in der Beziehung zur Realität, kommt dieser Einfluss zum Tragen. Ein weiterer ständiger Wegbegleiter seit meinen Studientagen ist Jean Piaget und seine Nachfolger. Hier möchte ich insbesondere Luc Ciompi nennen, dessen Konzepte mich ein ums andere Mal zum Nachdenken anregten. In meiner Auffassung von der menschlichen Intelligenzentwicklung ist das Gedankengut von Jean Piaget nicht zu übersehen. Ich habe seine Theorien zumeist eher als parallel verlaufenden geistigen Einfluss empfunden. Dagegen habe ich – wie wohl die meisten Psychotherapeuten – Sigmund Freud als Quelle von intensiver Auseinandersetzung erlebt. Insbesondere meine Überlegungen zur Lösung von den Teufelskreisen sind durch den Freudschen Begriff von der Übertragung stark geprägt. Unweigerlich begegnete ich auch den modernen analytischen Theorien, insbesondere der Theorie zum Narzissmus. Die Entfaltung der eigenen Liebesform wäre ohne ihre Kenntnis nicht möglich gewesen. Der umstrittenste, aber fast vergessene Vertreter der psychoanalytischen Theorie ist Wilhelm Reich. Die auf seiner Erkenntnis beruhenden Therapierichtungen im Bereich der modernen körperorientierten Psychotherapie habe ich am eigenen Leib erfahren. Auch wenn ich mich im Laufe der Jahre nach und nach von ihnen entfernte, so haben sie mich doch nachhaltig geprägt. Das energetische Verständnis und die Theorie der Pulsation bilden (auch wenn ich mich nicht mehr als Reichianer begreife und die Grundlagen seiner Theorie weiterhin ungeklärt sind) eine große Inspiration für die Entwicklung der bindungsenergetischen Psychotherapie. Nicht zuletzt begegnete ich unverhofft den Theorien über das Handeln. Im Rahmen meines Studiums in Berlin war ich am Psychologischen Institut der Freien Universität mit der „Grundlegung der Psychologie" von Klaus Holzkamp in Kontakt gekommen. Trotz der Differenzen bezüglich des Weltbildes habe ich doch grundsätzliche Zusammenhänge über Tätigkeit und Handeln erfahren, die mir geholfen haben, meine Fassung von der Herztätigkeit zu formulieren. Alles in allem steht der bindungsenergetische Ansatz für eine Denkweise, die bemüht ist, verschiedene Strömungen zusammenzuführen und zu vereinigen, um aus diesem Prozess neue Ideen, Konzepte und Kräfte zu gewinnen.

Strömungen und Einflüsse

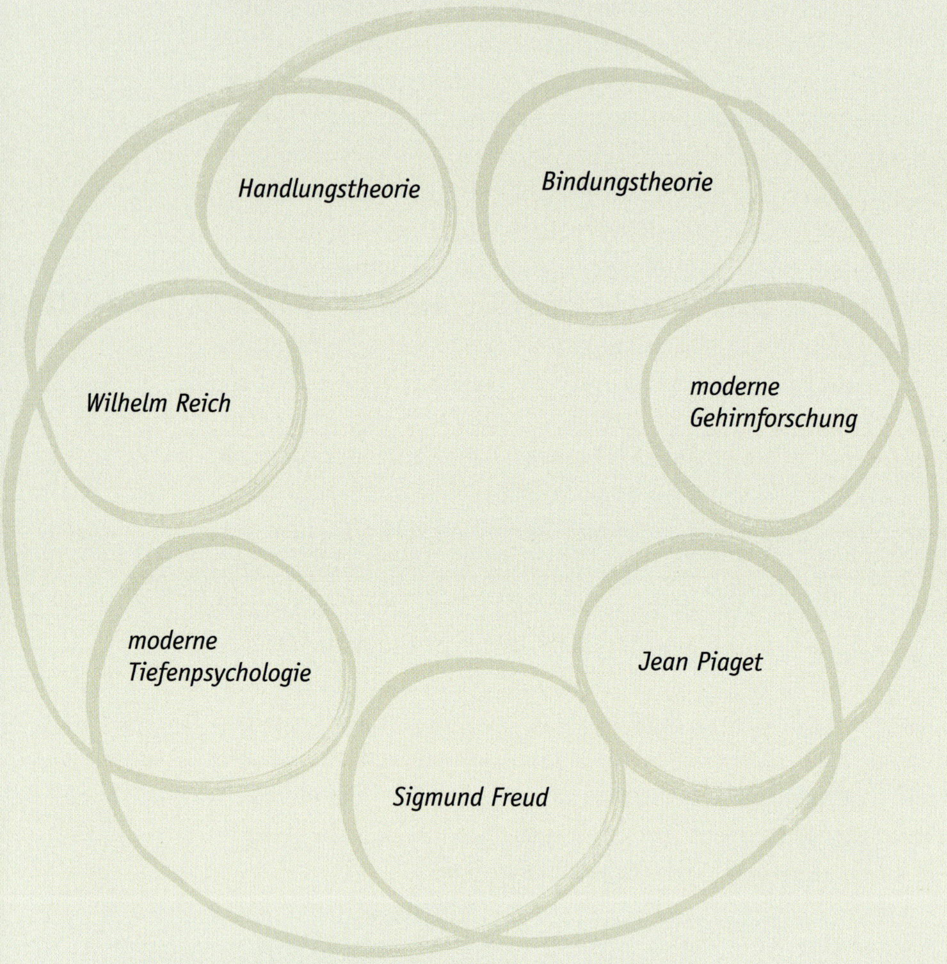

Traditionen, deren Strömungen sich auf die bindungsenergetische Therapie ausgewirkt haben.

Literaturauswahl

Bauer, J.: *Warum ich fühle was Du fühlst, Hamburg 2005*

Bowlby, J.: *Bindung, München 1975*

Childre, D./ Martin, H.: *Die Herzintelligenz Methode, Kirchzarten 2000*

Ciompi, L.: *Die emotionalen Grundlagen des Denkens. Entwurf einer fraktalen Logik, Göttingen 1997*

Ciompi, L.: *Affektlogik, Stuttgart 1998*

Ciompi, L.: *Gefühle, Affekte, Affektlogik, Wien 2003*

Dornes, M.: *Der kompetente Säugling, Frankfurt 1993*

Freud, S.: *Zur Dynamik der Übertragung (1912)*

Freud, S.: *Erinnern, Wiederholen, Durcharbeiten (1913)*

Freud, S.: *Zur Einführung des Narzissmus (1914b)*

Freud, S.: *Bemerkungen zur Übertragungsliebe (1915)*

Freud, S.: *Das Unbewußte (1915)*

Freud, S.: *Das Ich und das Es (1923)*

Holzkamp, K.: *Grundlegung der Psychologie, Frankfurt 1983*

Hüther, G.: *Bedienungsanleitung für ein menschliches Gehirn, Göttingen 2002*

Hüther, G.: *Biologie der Angst, Göttingen 2002*

Hüther, G. / Krens, I.: *Das Geheimnis der ersten neun Monate, Freiburg 2005*

Johnson, S.M.: *Der narzisstische Persönlichkeitsstil, Köln 1988*

Johnson, S.M.: *Charakter-Transformation, Oldenburg 1990*

Juhan, D.: *Körperarbeit - Die Soma-Psyche-Verbindung, München 1992*

Kernberg, O.F.: *Borderline-Störungen und pathologischer Narzißmus, Frankfurt 2007*

Kohut, H.: *Die Heilung des Selbst, Frankfurt 2007*

Krens, I.: *Bindungswunsch und Bindungsangst, Hamburg 2001*

Lowen, A.: *Narzißmus, München 1984*

Lowen, A.: *Liebe, Sex und Dein Herz, Hamburg 1988*

Pearce, J.C.: *Der nächste Schritt der Menschheit, Freiburg 1994*

Pearsall,P.: *Heilung aus dem Herzen, München 2002*

Pearsall, P.: *Aloha, die Lust am Leben, Freiburg 2000*

Piaget, J.: *Die Psychologie der Intelligenz, Stuttgart 2000*

Piaget, J.: *Biologie und Erkenntnis, Frankfurt 1992*

Piaget, J.: *Das Unbewusste bei Freud und bei Piaget, Wiesbaden 1978*

Rogers, C.: *Therapeut und Klient, Frankfurt 1983*

Reich, W.: *Christusmord, Orgonon, Main 1951*

Reich, W.: *Charakteranalyse, Berlin 1971*

Reich, W.: *Der Einbruch der sexuellen Zwangsmoral, Köln 1972*

Reich, W.: *Die Entdeckung des Orgons II, Der Krebs, Frankfurt am Main 1985*

Reich, W.: *Die Massenpsychologie des Faschismus, Köln 1986*

Reich, W.: *Die Entdeckung des Orgons, Die Funktion des Orgasmus, Köln 1987*

Reich, W.: *Kosmische Überlagerung, Frankfurt 1997*

Stern, D.: *Mutter und Kind. Die erste Beziehung, Stuttgart 1979*

Stern, D.: *Die Lebenserfahrungen des Säuglings, Stuttgart 1992*

Thomä, H. / Kächele, H.: *Lehrbuch der psychoanalytischen Therapie, Bd 1, Berlin 1986*

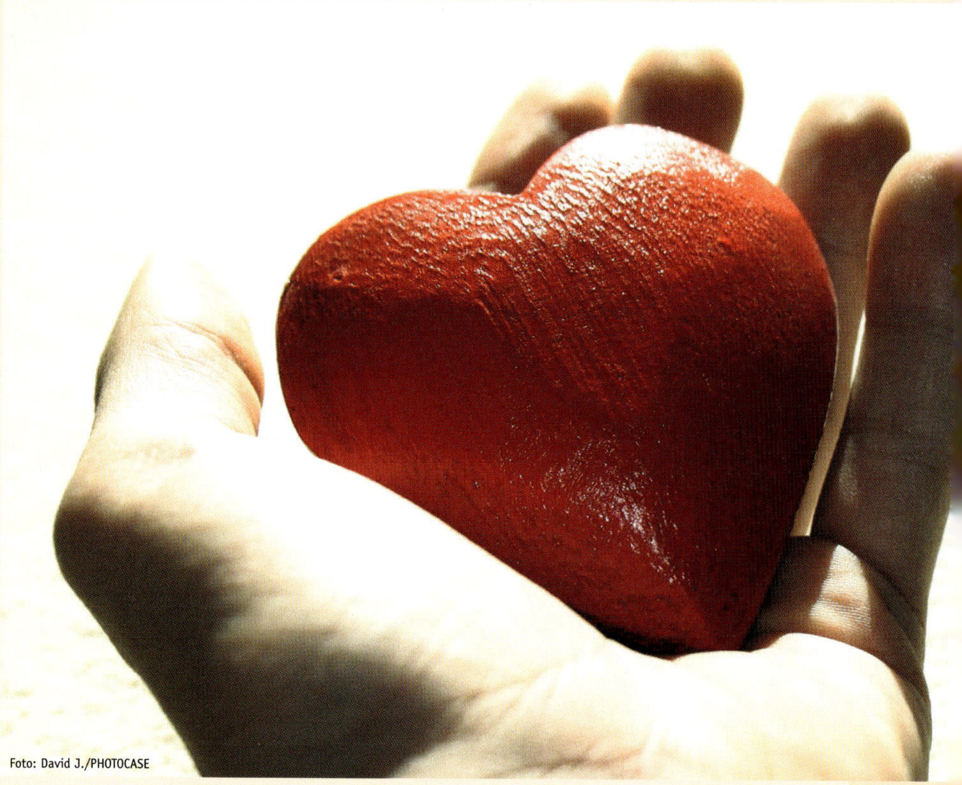

Foto: David J./PHOTOCASE